2. Auflage 2024

Medizinische Korrespondenz

Redaktion
Meggy Bieri

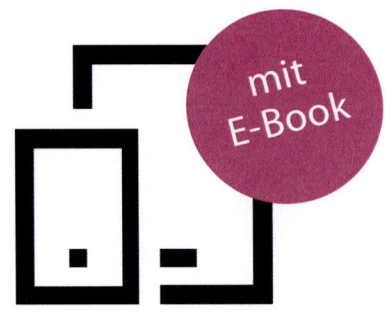

Möchten Sie dieses Buch elektronisch als E-Book?

Dann haben Sie 2 Möglichkeiten:

Scannen Sie mit Ihrem Handy diesen QR-Code:

Ihr Couponcode:
CV-P284Z452

oder geben Sie im Internet diese Adresse ein:
https://coupon.careum.ch/CV-P284Z452

Bitte behalten Sie diese Information.
Wenn Sie den Code verlieren, müssen Sie einen neuen kaufen.

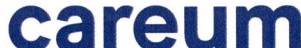

Inhaltsverzeichnis

Vorwort — 5

1 Medizinische Korrespondenz — 7
- 1.1 Grundlagen — 7
- 1.2 Papierkorrespondenz — 7
- 1.3 Briefdarstellung — 14
- 1.4 Digitale Korrespondenz — 48
- 1.5 Website als Informationsquelle — 51

2 Medizinische Briefe ab Diktafon — 52
- 2.1 Anwendungsbeispiele aus den verschiedenen Fachgebieten — 52

3 Medizinischer Kurzbrief — 73
- 3.1 Überweisungsschreiben — 73
- 3.2 Arztzeugnis — 83
- 3.3 Kostengutsprachegesuch (KoGu) — 84
- 3.4 Flyer — 86
- 3.5 Schriftliche Patientenanweisung oder Merkblatt zur Beratung — 87
- 3.6 Dokumente zur Aufhebung des Datenschutzes — 89
- 3.7 Kondolenzschreiben — 96

4 Praxisinterne und QMS-Dokumente — 98
- 4.1 Arbeitszeugnis, Zwischenzeugnis, Arbeitsbestätigung, Lehrzeugnis — 98
- 4.2 Funktionsdiagramm und Organigramm — 103
- 4.3 Sitzungseinladung — 105
- 4.4 Protokoll — 107
- 4.5 Arbeitsanweisung (Prozessbeschreibung) — 110
- 4.6 Checkliste — 114
- 4.7 Patientenbefragungen — 115
- 4.8 Digitales Kassabuch — 116
- 4.9 Digitale BtM-Bestand-Liste — 117
- 4.10 Digitale Lohnabrechnung — 119
- 4.11 Digitales Spesenformular — 121

5 Anwendungsbeispiele, selbstständige Briefe — 123
- 5.1 Kurzbriefe — 123
- 5.2 Floskeln, Nominalstil und Worterweiterungen — 123
- 5.3 Lange und schwerfällige Sätze vermeiden — 126
- 5.4 Geschäftsbriefe — 127
- 5.5 Betreibung — 143

Lösungen zu Aufgaben — 146

Lösungen zu Selbsttests — 151

Quellenverzeichnis — 152

Abbildungsverzeichnis — 153

Übersicht Lehrmittel MPA — 154

Aktualisierungen finden Sie auf www.careum.ch/service

Vorwort

MPA-Lehrmittel als Werkzeug nutzen

Das vorliegende Lehrmittel hat zum Ziel, Sie als Lernende bei der Erlangung der Kenntnisse zu unterstützen, die Sie zur Ausübung Ihres anspruchsvollen Berufs als Medizinische Praxisassistentin (MPA) und vorher noch für das Bestehen des Qualifikationsverfahrens (QV) benötigen. Autorenschaft und Redaktion stützten sich bei der Erstellung der Unterlagen auf die 2019 in Kraft getretene Bildungsverordnung für die Medizinischen Praxisassistentinnen MPA. Der Aufbau der Lerninhalte basiert auf dem Ansatz des handlungskompetenzorientierten Lernens. Die einzelnen Kapitel folgen demnach einer sich immer wiederholenden Struktur.

Das Lehrmittel erscheint in Form von gedruckten Büchern und von E-Books. Die Inhalte sind in beiden Medien identisch verfügbar. Egal, ob Sie im Buch oder im E-Book arbeiten, die Seiten sind immer deckungsgleich. So sind die weiter unten genannten digitalen Zusatzmaterialien auch für jene zugänglich, die mit dem gedruckten Buch arbeiten. Die E-Books sind über alle gängigen Endgeräte zugänglich.

Die Inhaltselemente werden nachstehend erläutert.

Aufgaben und Selbsttests

Die vielfältigen und den verschiedenen Lerntypen entsprechenden Aufgaben haben zum Zweck, Ihr in Theorie angeeignetes Wissen zu festigen und Sie zur Diskussion anzuregen. Andererseits sind die regelmässig eingestreuten Selbsttests dazu geeignet, Ihr Wissen abzufragen und allfällige Wissenslücken zu zeigen. Die Lösungen zu Aufgaben und Selbsttests finden Sie am Schluss jeden Bands.

Digitale Zusatzmaterialien

Weiter stehen Ihnen verschiedene Materialien wie beispielsweise Videos, Audiofiles oder Formulare zur Verfügung. Für die Bearbeitung der interaktiven Formulare empfehlen wir Ihnen den Adobe-Reader von Adobe Acrobat oder den FOXIT-Reader.

Die digitalen Zusatzmaterialien werden in der Randspalte des Lehrmittels mittels eines verlinkten Piktogramms und im gedruckten Lehrmittel ergänzend mit einem QR-Code zugänglich gemacht. Folgende Zusatzmaterialien stehen zur Verfügung:

 Audio   Selbsttest

 Video   PDF/Dokumente

Hinweise und Vernetzung

Verschiedene Hinweise dienen dazu, vernetztes Denken zu fördern und Zusammenhänge zu erstellen. So werden Verweise auf Inhalte desselben Bands im Lauftext platziert. Verweise auf Inhalte ausserhalb des Bands und andere Hinweise werden mit den folgenden Piktogrammen markiert:

 Achung   Kommunikation   Qualitätsmanagement

 Hygiene   TARMED   Vernetzung

Verweise auf Inhalte in anderen Bänden werden gemäss der nachstehenden Aufstellung abgekürzt dargestellt:

ADMIN 1	Organisation und Administration, Teil 1
ADMIN 2	Organisation und Administration, Teil 2
ANA-PHYS 1	Medizinische Grundlagen, Anatomie und Physiologie, Teil 1
ANA-PHYS 2	Medizinische Grundlagen, Anatomie und Physiologie, Teil 2
ASSIST	Assistenz und diagnostische Massnahmen
BLS	Basic Life Support (BLS)
BÜRO	Grundlagen Bürokommunikation
HYG	Hygiene, Arbeitssicherheit und Umweltschutz
LABOR THEO 1	Laboruntersuchungen, Teil 1
LABOR THEO 2	Laboruntersuchungen, Teil 2
LABOR PRAKT	Laborpraxis, Überbetrieblicher Kurs
MED KORR	Medizinische Korrespondenz
NATWI MATH	Naturwissenschaftliche Grundlagen, Mathematik
NATWI CHEM	Naturwissenschaftliche Grundlagen, Chemie
NATWI PHYS	Naturwissenschaftliche Grundlagen, Physik
PATHO 1	Medizinische Grundlagen, Pathophysiologie, Teil 1
PATHO 2	Medizinische Grundlagen, Pathophysiologie, Teil 2
PHARMA	Grundlagen Pharmakologie
RÖNTGEN THEO	Bildgebende Verfahren, Theorie
RÖNTGEN PRAKT	Einstelltechnik, Überbetrieblicher Kurs
SOZ VERS	Sozialversicherungen/TARMED
TERMI	Medizinische Fachterminologie
THERA	Therapeutische Massnahmen

Wir wünschen Ihnen Freude und viel Erfolg beim Erwerb des Wissens, das Sie für die Ausübung Ihres vielseitigen und interessanten Berufs benötigen werden.

Careum Verlag

1 Medizinische Korrespondenz

1.1 Grundlagen

Die MPA schreibt selbst verfasste Berichte, Geschäfts- und Diktatbriefe an verschiedene Empfänger wie zum Beispiel Arztpraxen, Spitäler, Patienten, Firmen.

Briefe auf Papier sind übersichtlich, optisch ansprechend und inhaltlich korrekt zu verfassen. Der Leser will die Kernaussagen des Texts schnell verstehen und in einem Fluss lesen.

Darf das Bauchgefühl in einem Brief mitschreiben? Ja, in einem gewissen Masse. Nach dem Verfassen soll der Brieftext aber nochmals kritisch hinterfragt werden:
- Ist der Inhalt vollständig und verständlich?
- Wurden passende Wörter gewählt und wurde auf Floskeln (siehe 5.2, S. 123) verzichtet?
- Wird der Empfänger auf einer sachlichen Ebene erreicht?

Kleine Nuancen können die Aussagekraft eines Briefs wesentlich verändern. Eine kleine Anpassung in der Wortwahl – und schon ändert sich die Aussage.

1.2 Papierkorrespondenz

1.2.1 Papierformat

Papierformate sind in der A-Reihe zusammengefasst. Das Grundformat ist DIN A0 und umfasst 1 m². Dies entspricht einem Rechteck von 841 × 1189 mm. Durch Halbieren entsteht das nächstkleinere Format bis A10, dies entspricht einer Grösse von 26 × 37 mm.

Abb. 1: Papierformate A0–A10

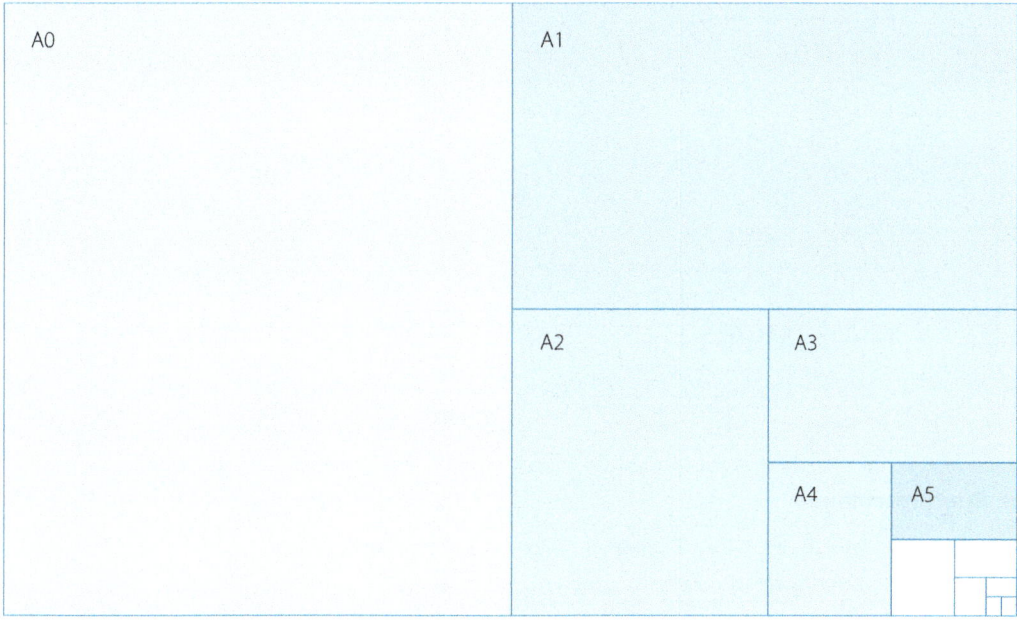

1.2.2 Briefumschläge

Für die genormten Papierformate bestehen auch genormte Briefumschläge (B-, C- und E-Reihe). In die E-Reihe passen die ungefalteten Umschläge der B-Reihe und die Umschläge der C-Reihe passen ungefaltet in die B-Reihe. Medizinische Briefe werden in die C-Reihe eingepackt.

1 Medizinische Korrespondenz

Beispiel

Ein A4-Brief wird ungefaltet in einen C4-Briefumschlag eingepackt und dieser wird verschlossen. Dieser verschlossene Briefumschlag soll jetzt in einem zusätzlichen Briefumschlag versendet werden. In einem C4-Briefumschlag ist dies nicht möglich. Es ist ein B4-Briefumschlag zu verwenden. Die B-Reihe ist grösser als die C-Reihe.

Abb. 2: Übersicht Briefumschläge

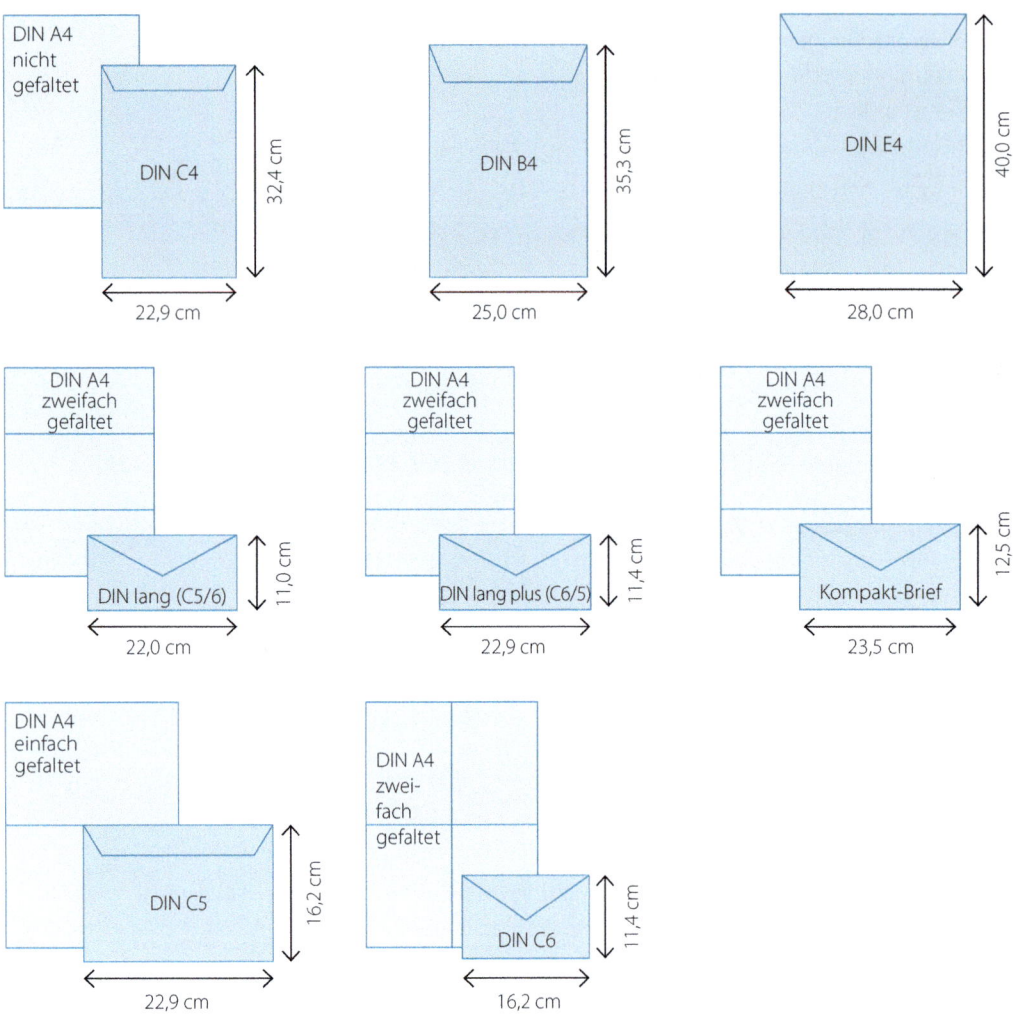

1.2.3 Adressierung von Briefumschlägen

Es stehen fünf Zonen zur Verfügung. Adressfeld, Lese-, Codier-, Frankier- und Werbezone. Die Informationen müssen in der entsprechenden korrekten Zone erscheinen.

Die Adressangaben müssen eindeutig, vollständig und korrekt sein. Nur so ist eine reibungslose maschinelle Verarbeitung möglich und eine Verwechslung auszuschliessen.

Praxis- und Spitalcouverts sind neutral zu halten. Damit ist gemeint, auf dem Briefumschlag soll kein Praxislogo und kein Absender aufgedruckt sein, damit der beruflichen Schweigepflicht (Arztgeheimnis) Folge geleistet wird. Ist für eine bestimmte Sendung (z. B. Einschreiben [R]) eine Identifizierung nötig, erfolgt dies über einen Sendungsbarcode.

Bei der Verwendung von Briefumschlägen mit Adressfenstern müssen Adressierung und Fenster aufeinander abgestimmt sein, damit keine Angaben sichtbar werden, die nicht zur Adresse gehören. Auch dann, wenn sich der Brief (Adressträger) verschiebt.

Werden Adressetiketten verwendet, müssen diese weiss oder lediglich leicht getönt sein und das Standardmass von 70 × 35 mm aufweisen.

Abb. 3: Beschriftung Briefumschläge

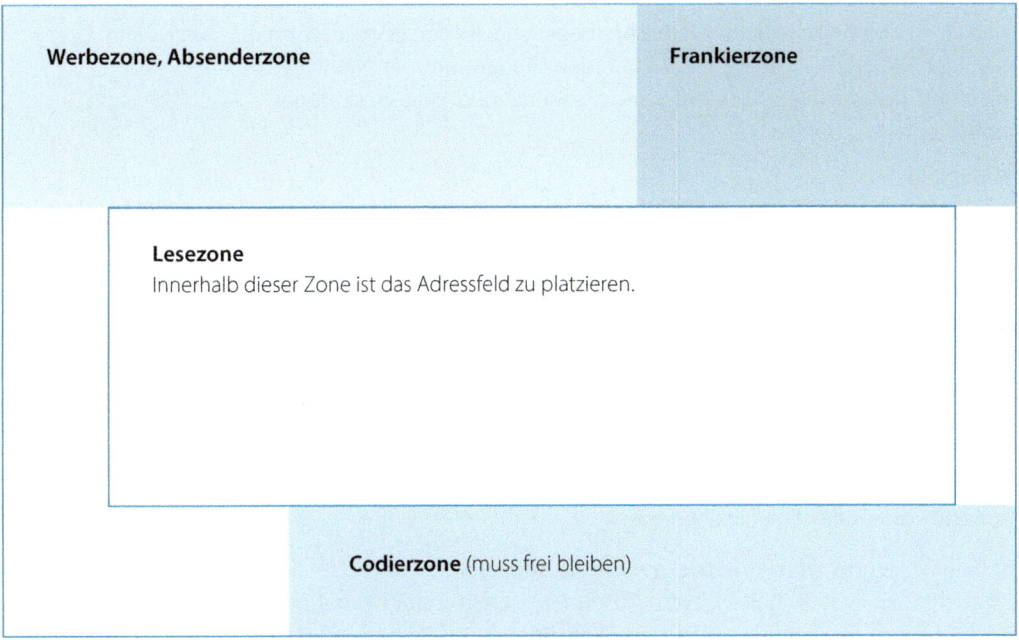

Hinweis: Sämtliche Namen von Ärzten und Patienten, Adressen und weitere persönliche Daten sind im ganzen Lehrmittel frei erfunden.

1.2.4 Darstellung der Adressen

Die korrekte Adressierung ist die Voraussetzung für eine effiziente Verarbeitung und Zustellung der Briefpost.

Die Anschrift an eine Arztpraxis, an ein Spital oder an eine Firma wird immer so geschrieben, wie sie zum Beispiel im Briefkopf, auf der Homepage oder auf TwixTel (search) angegeben ist.

Folgendes muss bei der Adressierung beachtet werden:
- mindestens drei Zeilen, maximal sechs Zeilen
- keine Leerzeilen zwischen den Adresszeilen
- keine Hervorhebungen (Fettdruck, kursiv, unterstrichen, gesperrt usw.), ausser bei einem Beförderungsvermerk oder einer Referenzangabe
- Firmennamen, Vor- und Nachnamen des Empfängers ausschreiben (Verwechslungsgefahr ausschliessen).
- Postfach (ohne Postfachnummer)
- korrekte Postleitzahl und vollständigen Ortsnamen (plus Zusatznummer bei Postfachanschrift)
- linksbündige Ausrichtung

- Bei Auslandsendungen sind keine Ländercodes (z. B. DE oder D) vor der Postleitzahl zu schreiben. Korrekt ist: den Ort in der Sprache des Lands (z. B. Roma) und das Bestimmungsland auf der letzten Zeile, in Grossbuchstaben, in französischer oder englischer Sprache (ITALIE oder ITALY) hinzuschreiben. Bei Nachbarländern der Schweiz besteht die Möglichkeit, die Angaben zu Ort und Land in der jeweiligen Landessprache zu schreiben (z. B. Roma bzw. ITALIA).

Beförderungsvermerke und Referenzangaben

Beförderungsmerkmale wie zum Beispiel «Persönlich», «Einschreiben» sind in der Regel fett zu schreiben. Adressierungen mit einer Referenzangabe wie zum Beispiel: Kundennummer, Name des Absenders sind hingegen nicht fett hervorzuheben. Beförderungsvermerke und Referenzangaben sind mit einer Ruhezone vom Absender zu trennen.

Gängige Beförderungsvermerke sind:
- «Persönlich», «Privat» oder «Vertraulich»: Post mit diesen Vermerken darf nur von der in der Adresse erwähnten Person geöffnet werden.
- «Einschreiben (R)»: Mit diesem kostenpflichtigen Vermerk wird der Zustellnachweis erbracht. Wichtige Dokumente und wertvolle Inhalte werden gegen Unterschrift ausgehändigt.
- «Eigenhändig (RMP)»: Mit diesem kostenpflichtigen Vermerk wird die Sendung ausschliesslich der in der Adresse erwähnten Person zugestellt.
- «Rückschein (AR)»: Mit einem Rückschein wird dem Absender schriftlich bestätigt, wann und an wen die Sendung zugestellt wurde. Diese Dienstleistung ist kostenpflichtig.
- «Express» oder «SameDay» sind kostenpflichtige Eilsendungen.

Aus Datenschutzgründen ist beim Versenden von Praxispost auf die Absenderadresse und/oder das Praxislogo zu verzichten. Braucht die Post Angaben zum Absender, ist ein Datamatrix-Code (QR-Code) zu verwenden. Mehr zu diesem Thema ist über den Onlinedienst der Post unter «Barcodes und Versandetiketten bestellen» zu erfahren.

> Beförderungsvermerke beziehungsweise Referenzangaben sind mit einer Ruhezone von maximal 5 mm (9 pt) zur nachfolgenden Anschrift abgetrennt und fett hervorzuheben.

Beförderungsvermerke (z. B. «Einschreiben» oder «Eigenhändig») sind als kostenpflichtige Zusatzleistungen der Post über einen Sendungsbarcode vom Absender selbst oder von einer Poststelle auf dem Briefumschlag anzubringen.

Reihenfolge einer korrekten Anschrift

1. Beförderungsvermerk (z. B. «Einschreiben») oder Referenzangabe (z. B. «Kdnr» bzw. «Kunden-Nr.») Es folgt eine Ruhezone von mind. 3 mm, das sind 9 pt.
2. Anrede oder Name der Firma
3. Abteilung oder medizinische Einheit
4. akademischer Titel, Vorname und Name
5. Berufsbezeichnung
6. Strasse und Nummer
7. Postfach
8. Postleitzahl und Ort
9. Land (bei Auslandsendungen in Grossbuchstaben)

Barcode im Brief für Fensterbriefumschläge

Sind Sendungsbarcodes direkt im Brief zu platzieren, muss folgende Darstellung beachtet werden:
- Der Barcode mit dem Sendehinweis ist oberhalb der Anschrift einzufügen mit einem Mindestabstand von 5 mm (14 pt).
- Der Datamatrix-Code mit den Absenderangaben ist rechts neben der Anschrift zu platzieren.
- Weitere Sendungsbarcodes sind direkt auf den Briefumschlag zu kleben.

Abb. 4: Briefsendung mit Barcodes (BMB)

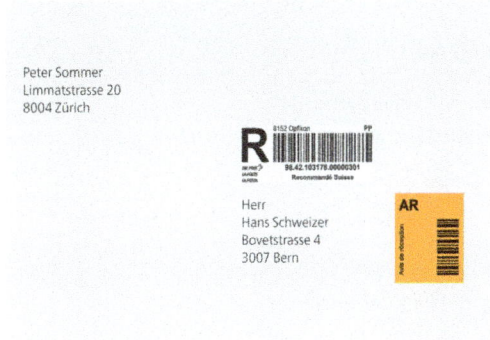

Priority oder A-Post

Abb. 5: A-Post

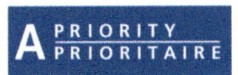 Für eine schnelle Zustellung ist der Brief unterhalb oder neben der Briefmarke zu kennzeichnen.

Anreden mit oder ohne akademische Titel

Der erste Eindruck einer schriftlichen Kommunikation entsteht beim Lesen der Empfängeranschrift (Adressfenster). Tippfehler oder Fehler bei der Anrede sind hier zwingend zu vermeiden.

Direkt vor dem Namen stehen akademische Titel in abgekürzter Form.	Dr. med. C. Nandez
	Dipl.-Ing. C. Nandez
unverheiratete Paare	Frau Donna Nandez
	Herr Carlo Rigazzi
Ehepaare	Frau und Herr
	Donna und Carlo Rigazzi
Ehepaare, Partner trägt Doppelname	Frau Donna Rigazzi-Nandez
	Herr Carlo Rigazzi
Partner hat einen akademischen Titel	Frau Dr. med. Donna Rigazzi
	Herr Carlo Rigazzi
alle Familienmitglieder	Familie Rigazzi

Wohnadresse mit Strassen- und Wohnungs- oder Stockwerknummer

Bei der Wohnadresse wird zusätzlich zum Namen der Strasse oder des Wegs die Hausnummer geschrieben. Wird eine weitere Nummer, abgetrennt durch einen Schrägstrich (Slash), aufgeführt, bezieht sich diese auf die Stockwerk- beziehungsweise Wohnungsnummer.

Beispiel

Bei «Kirchgasse 2/5» steht «Kirchgasse» für den Strassennamen, die «2» für die Strassennummer und die «5» für das Stockwerk oder die Wohnungsnummer.

Anschrift an einen Mitarbeiter, einen Untermieter, ein WG-Mitglied oder einen Gast

Hat der Empfänger keinen eigenen Briefkasten, zum Beispiel ein Untermieter, ein WG-Mitglied oder ein Gast, wird die Abkürzung «c/o» vor dem Namen des Postempfängers aufgeführt. Die Abkürzung c/o steht für «care off» und ist mit der Abkürzung «p. Adr.» (per Adresse) oder «z. Hd.» (zu Handen) gleichzustellen.

> Praxispost, die mit c/o beziehungsweise p. Adr. gekennzeichnet ist, beinhaltet persönliche oder private Post und ist dem Adressaten ungeöffnet weiterzuleiten. Die Abkürzung z. Hd. hingegen gilt hier nicht als private oder persönliche Post.

Beispiele Privatadressen

Herr Lukas Ackermann Rosengartenstrasse 5 9300 Wittenbach	Frau Sonja Miller Kirchgasse 2/5 8360 Eschlikon
Frau und Herr M. und B. Wirz-Zürcher Hofbadweg 3 8401 Winterthur	Frau Andrea Weber Herr Karl Koller Bachwiesenstrasse 15 8401 Winterthur
Herr Peter Kuster c/o Familie Meier-Sutter Bachweg 3 9015 St. Gallen	z. Hd. Frau Sonja Miller Familie Meier-Sutter Bachweg 3 9015 St. Gallen
Familie Gut Quellenweg 3 8142 Uitikon	Herr Sergio Castillio Strada Vechia 5 56100 Pisa ITALIA
Frau Gerda Rosenheim Bauereistrasse 20A 80331 München DEUTSCHLAND	Frau und Herr K. und M. Andersson Köpmansgatan 14 41101 Göteborg SWEDEN

Postfachadresse

Hat der Adressat eine Postfachadresse, muss auf der zweitletzten Adresszeile der Vermerk «Postfach» geschrieben stehen. Auf der letzten Zeile stehen Postleitzahl und Ort sowie eine Zusatznummer, die auf die Domiziladresse (entsprechende Postfachstelle) hinweist.

> In der Anschrift von Geschäftsbriefen sind Wörter wie: «z. Hd.», «zu Handen», «an», «an den», «an das» oder «Firma» überflüssig.

Beispiele von Geschäftsadressen

Labortechnik Bischof Frau Melanie Zuber Postfach 6000 Luzern 2	**Einschreiben** Labortechnik Bischof Frau Melanie Zuber Postfach 6000 Luzern 2
Express Swiss Credit Bank Herr Prof. Rudolf Frey Bahnhofstrasse 1 8610 Uster	**Persönlich** Frau Dr. iur. Andrea Bauer Ringweg 15 4900 Langenthal

Wird eine Ärztin oder ein Arzt angeschrieben, ist vor dem Titel «Frau» oder «Herr» zu schreiben. Anders, wenn mehrere Ärzte angeschrieben werden, dann sind lediglich die Titelbezeichnungen zu schreiben. Zum Beispiel: «Dres. med.» (Abkürzung von «Doctores») oder «Profes.» (Abkürzung von «Professores»).

Beispiele Praxis- und Arztadressen

Herr Dr. med. Fritz Müller Facharzt Allgemeine Innere Medizin Gartengasse 5 9000 St. Gallen	**Eigenhändig** Herr Hans Waldburger, dipl. Arzt Kirchweide 2 9015 St. Gallen
Praxisgemeinschaft Sonnengarten Frau Dr. med. Elisabeth Aristoteles Fachärztin Gynäkologie und Geburtshilfe FMH Winkelgasse 3 2505 Biel/Bienne	Frau Dr. med. Elisabeth Aristoteles Praxisgemeinschaft Sonnengarten Fachärztin Gynäkologie und Geburtshilfe FMH Winkelgasse 3 2505 Biel/Bienne

Einschreiben	Einschreiben
Praxisgemeinschaft Sonnengarten	Frau
Frau Dr. med. Elisabeth Aristoteles	Dr. med. Elisabeth Aristoteles
Fachärztin Gynäkologie und Geburtshilfe FMH	Praxisgemeinschaft Sonnengarten
Winkelgasse 3	Fachärztin Gynäkologie und Geburtshilfe FMH
2505 Biel/Bienne	Winkelgasse 3
	2505 Biel/Bienne
Persönlich	**Privat**
Herr	Herr
Dr. med. Fritz Müller	Dr. med. Fritz Müller
Facharzt für Pädiatrie	Facharzt für Pädiatrie
Via del Bosco	Via del Bosco
6901 Lugano	6901 Lugano

1.3 Briefdarstellung

Die Briefdarstellung unterliegt Normen. Das bedeutet, jeder Brief ist mit vorgegebenen, strukturierten Elementen und Abständen aufgebaut. Das hat den Vorteil, dass sich der Leser einen schnellen Überblick über den Inhalt verschaffen kann, und zudem unterstützt eine einheitliche Darstellung den Lesefluss.

Ein Brief kann sich aus folgenden Elementen zusammensetzen:
- Kopfzeile mit Absender
- Adresse des Empfängers
- Datum
- Infozeile (kurze und aussagekräftige Überschrift)
- Anrede
- Brieftext mit Diagnosen, Befund, Anamnese, Fragestellung, Prozedere usw.
- Gruss
- Unterschrift Ärztin
- Beilagen
- Kopie an …
- Fusszeile

Die Briefelemente werden grundsätzlich in zwei Varianten gegliedert:
- Linksadressierung: Erleichtert den Lesefluss, da wir von links nach rechts lesen.
- Rechtsadressierung: Erleichtert das Lesen von Datum und Absender (Unterschrift) bei eingeordneten Schreiben.

In der Arztpraxis und im Spital findet man beide Varianten, je nachdem, wie die Fenstercouverts ausgerichtet sind.

Abb. 6: Darstellung links- und rechtsbündiger Brief

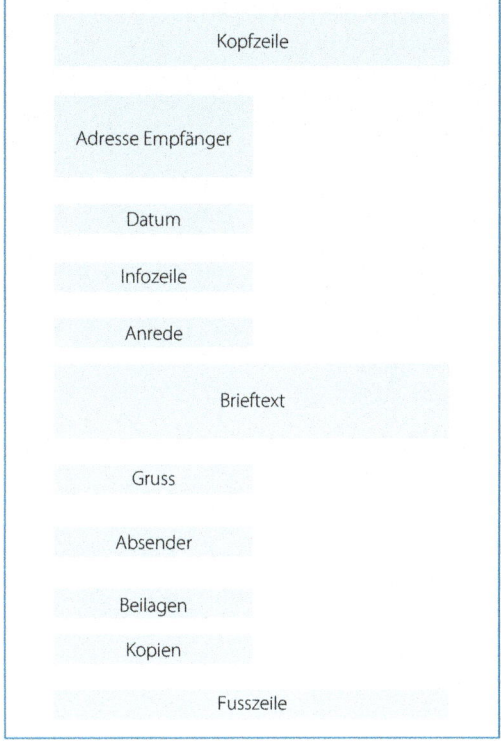
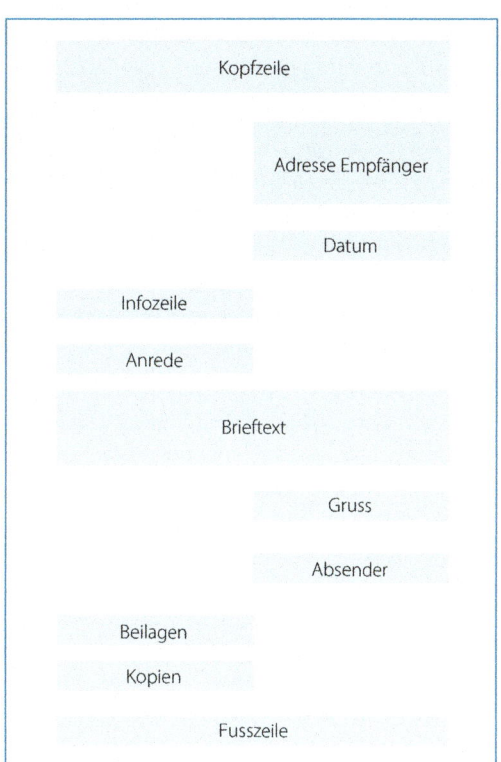

Seitenformatierungen

Bevor der Brieftext geschrieben wird, sind die Dokumenteneinstellungen (Wordvorlage) vorzunehmen. Dabei wird zwischen zwei Ausrichtungen unterschieden:

 Linksbündig ausgerichtet (auch Flattersatz genannt): Kurze Berichte, medizinische Briefe und Geschäftsbriefe werden im Flattersatz geschrieben.

 Blocksatz: Lange Berichte (z. B. IV-Berichte) werden im Blocksatz geschrieben.

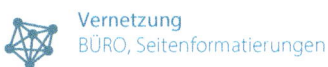
Vernetzung
BÜRO, Seitenformatierungen

Formatierung

Bei der Textformatierung wird zwischen der Schrift beziehungsweise Schriftart, der Schriftgrösse, der Schriftfarbe und dem Weissraum beziehungsweise dem Zeilenabstand und den Einzügen unterschieden.

Schriftgrösse	In der Arztpraxis wird je nach Text (Flyer oder Brief) eine Schriftgrösse (Schriftgrad) von 9 bis 11 Punkt gewählt. Fusszeilen oder Verweise werden i. d. R. mit einer kleineren Schriftgrösse gestaltet (8 bis 9 pt). Alle Arten von Texten müssen auch auf dem Smartphone gut lesbar sein.
Schriftart	Die Schriftart ist so zu wählen, dass Texte neutral, aber mit einem kräftigen Charakter daherkommen. Dazu eignen sich die Schriftarten Arial, Calibri, Segoe oder Candara.
Hervorheben von Textstellen	Zur Auszeichnung bzw. zum Hervorheben von Textstellen sind zwei Varianten möglich: fett, wenn die Auszeichnung hervorstechen und der Leser sie sofort sehen soll; kursiv, wenn der Leserhythmus trotz Hervorheben nicht gestört werden soll.
Schriftfarbe	Den besten Kontrast ergibt schwarz auf weiss. Je nach Standardvorgaben der Arztpraxis oder des Spitals werden Texte i. d. R. mit schwarzer oder dunkelblauer Schrift geschrieben.

Corporate Identity: Einheitliches Erscheinungsbild beachten. In der Arztpraxis sind Briefe, Berichte und Flyer immer nach den gleichen Vorgaben (Standards) zu gestalten – inkl. Praxislogo.

1.3.1 Briefvorlage einrichten

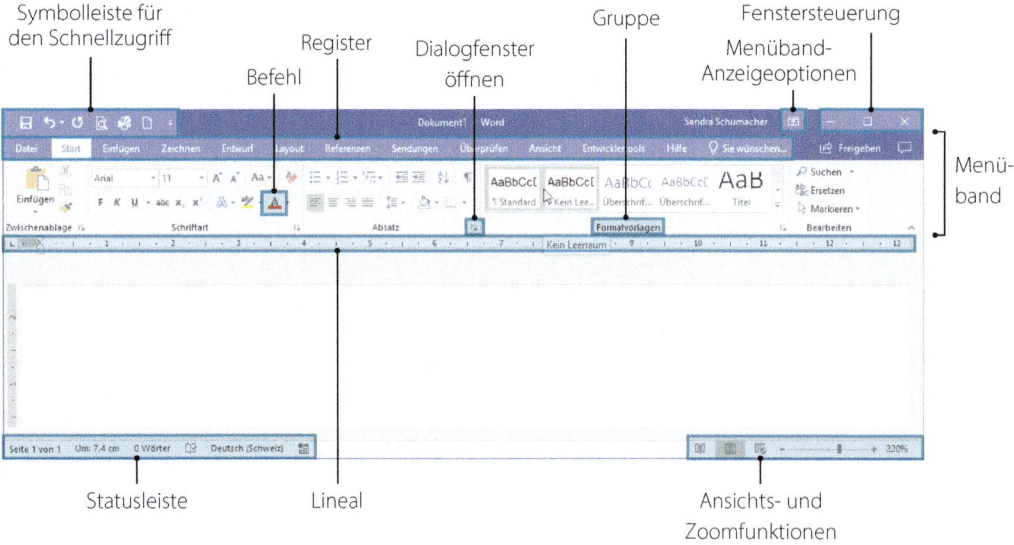

Schritt 1

Öffnen eines Word-Dokuments und Einschalten der Absatzmarke: ¶

Schritt 2

Register «Datei» wählen und auf «Speichern unter» klicken. Dokument gemäss Vorgaben der Lehrperson speichern:

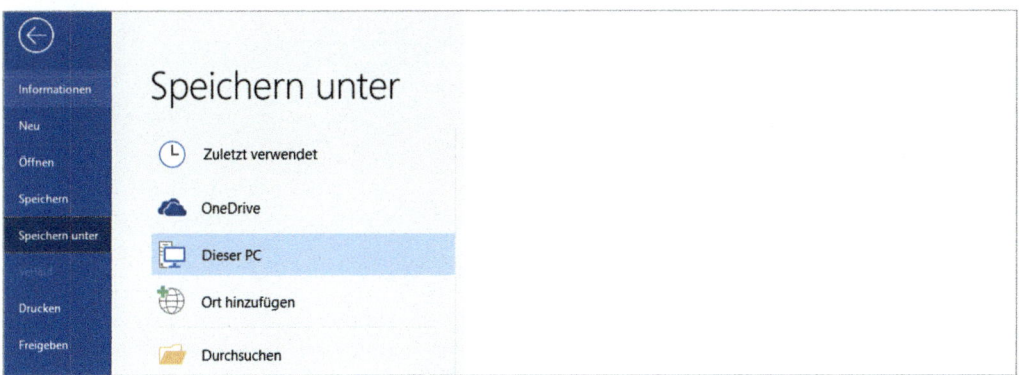

Schritt 3

Im Register «Layout» die Gruppe «Seite einrichten» wählen:

- Das Dialogfenster «Seite einrichten» öffnet sich.
- Die Absatzmarke markieren und Seitenränder einstellen:
  oben 5 cm (bis max. 6 cm), links 3 cm (mind. 2.5 cm), unten 2 cm, rechts 1.5 cm

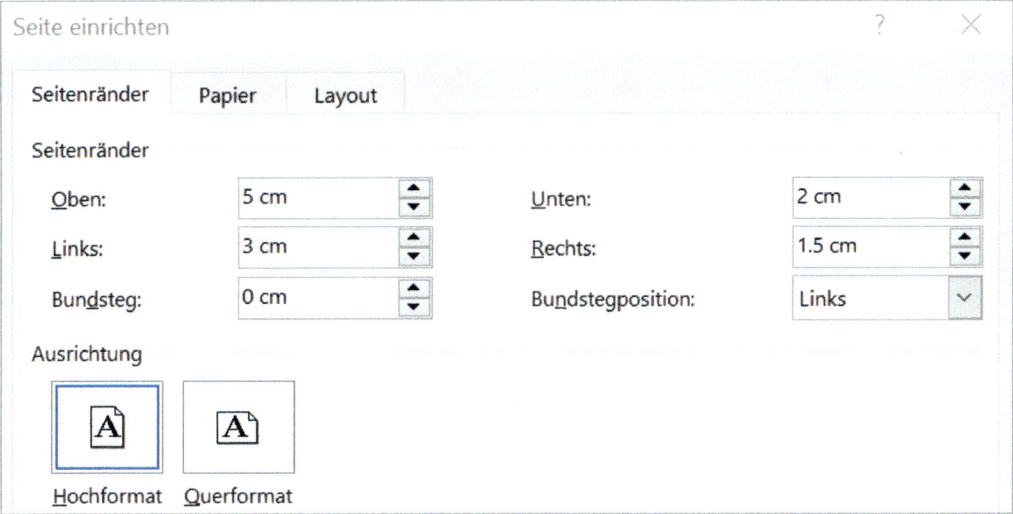

Schritt 4

Im Dialogfenster «Seite einrichten» ins Register «Layout» wechseln:
- Die Einstellung für die Kopf- und die Fusszeile vornehmen:

    erste Seite anders, Abstand vom Seitenrand für Kopf- und Fusszeile je 1 cm

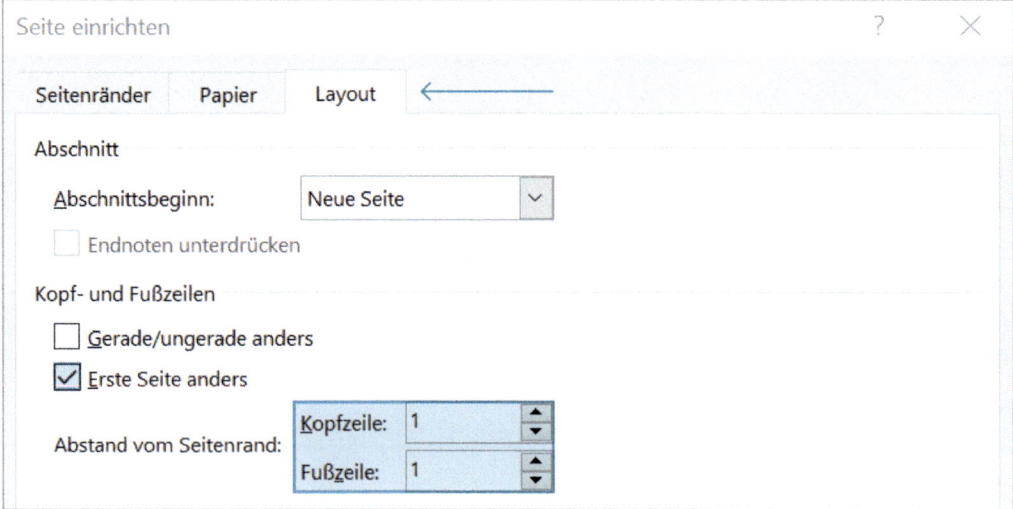

Schritt 5

Im Register «Start» die Schrift Arial und Schriftgrösse 11 wählen:

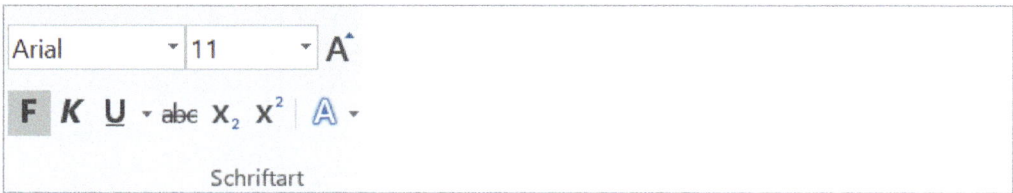

Schritt 6

Im Register «Start» die Gruppe «Absatz» wählen:
- Das Dialogfenster «Absatzeinstellung» öffnet sich.
- Die Absatzeinstellungen vornehmen:
  Abstand vor und nach 0 pt, Zeilenabstand einfach

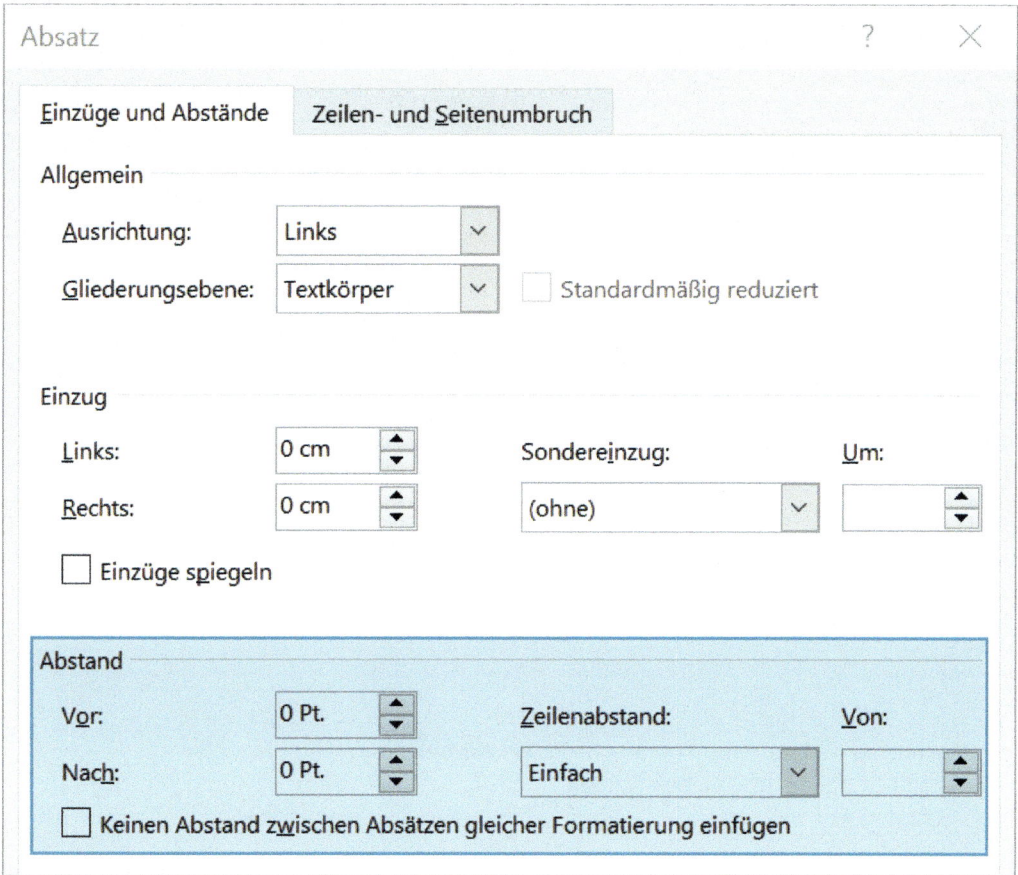

Schritt 7

Im Register «Einfügen» auf «Kopfzeile» klicken und Layout «Leer» wählen:

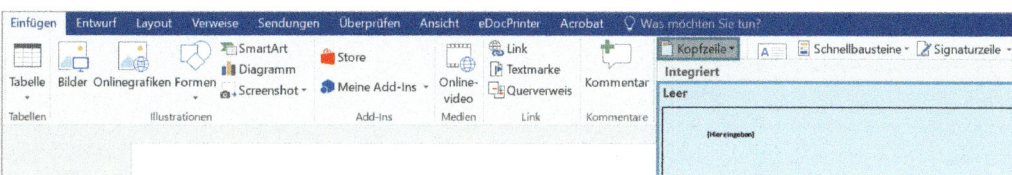

Schritt 8

In der Kopfzeile links in [Hier eingeben] klicken und die gewünschten Angaben (Name Arzt oder Spital, Facharztrichtung, Strasse, PLZ und Ort) einfügen.

Mit der Tabulator-Taste den Cursor an den rechten Rand (bei 16,5) setzen und die Angaben zu Telefon, eventuell Fax, E-Mail (davor kann das Wort «E-Mail» geschrieben werden), Webseite, GL- und ZSR-Nummer in die Kopfzeile schreiben.

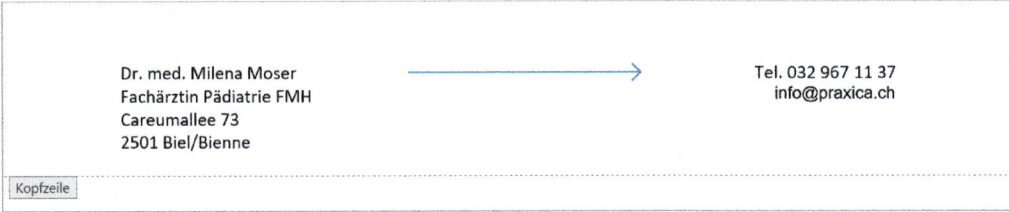

Schritt 9

In der Kopfzeile sind die Schriftart Arial und Schriftgrösse 11 zu wählen:

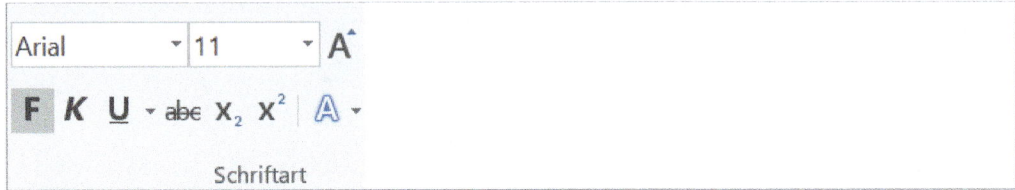

Schritt 10

Je nach Praxisstandard ist der Absender in der Kopfzeile mit oder ohne Logo einzufügen. Hinweis: Das Wort «E-Mail» muss nicht zwingend geschrieben werden.

Kopfzeile, Absender Arztpraxis:

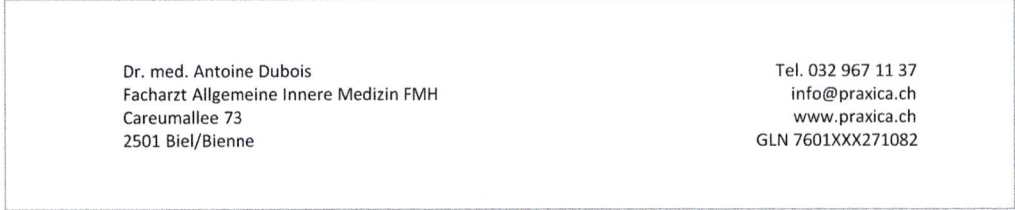

Kopfzeile, Absender Spital:

```
Kantonsspital St. Gallen           Tel. 071 222 52 52
Chirurgische Klinik                müller-kssg@hin.ch
Dr. med. Karl Müller               www.kssg.ch
Rorschacherstrasse 95              GLN 7601XXX222154
9007 St. Gallen
```

Kopfzeile, Absender vorgedruckter Briefkopf mit Logo:

Abb. 7: PRAXICA, Briefkopf mit Logo

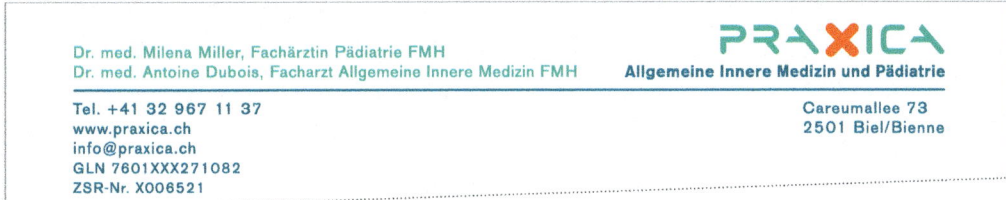 

Die Briefvorlage der PRAXICA kann über nebenstehenden Link abgerufen werden.

> Zum zeitgemässen äusseren Auftritt einer Arztpraxis oder eines Spitals gehören u. a. Logo beziehungsweise ein individuell gestalteter Briefkopf.

Schritt 11

Im Register «Einfügen» auf «Fusszeile» klicken und Layout «Leer (Drei Spalten)» wählen:

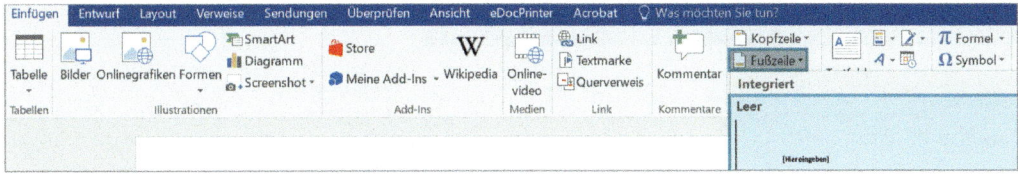

Schritt 12

In der Fusszeile sind die Schriftart Arial und Schriftgrösse 8 zu wählen:

Schritt 13

In der Fusszeile links in [Hier eingeben] klicken und den Dateipfad eingeben.

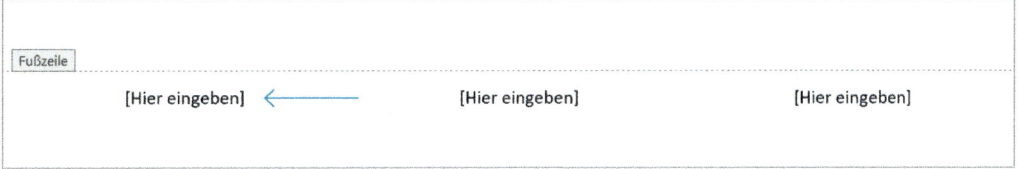

Im Register «Einfügen» unter Fusszeile auf «Fusszeile bearbeiten» klicken. Im neuen geöffneten Register unter «Dokumentinformationen» auf «Dateipfad» klicken:

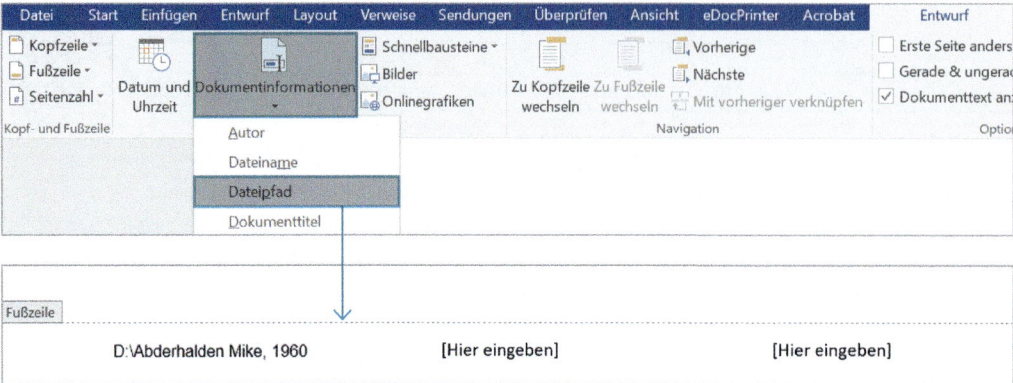

Schritt 14

Seitenzahl X von Y einfügen. Dazu im Register «Einfügen», unter «Seitenzahl», auf «Aktuelle Position» klicken und «Seite X von Y» auswählen (ganz nach unten scrollen!):

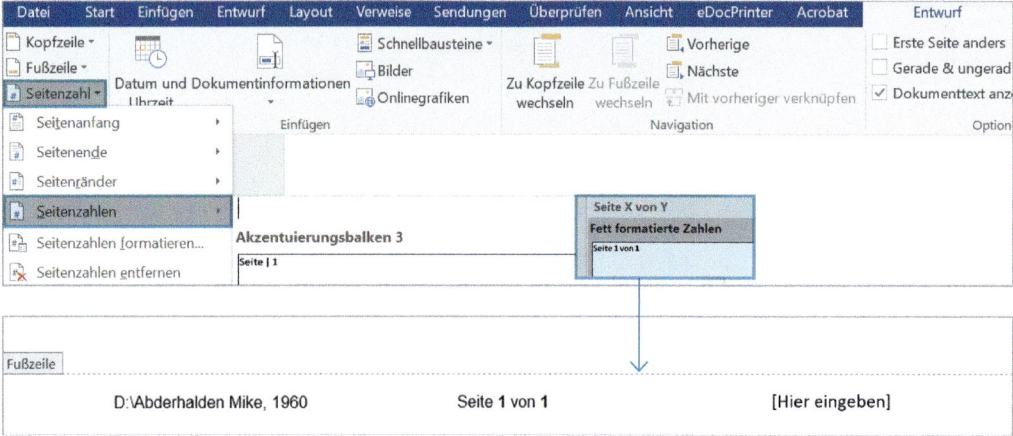

Schritt 15

In der Fusszeile rechts in [Hier eingeben] klicken und Vor- und Nachname einfügen:

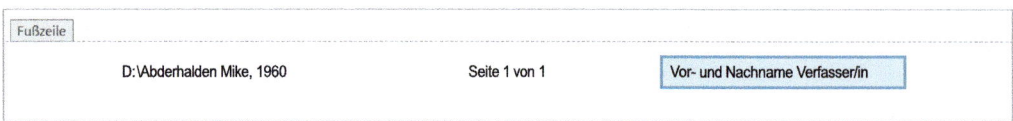

Schritt 16

Kopf- und Fusszeile schliessen durch Doppelklick in den Textbereich.

Schritt 17

Empfänger, Datum (bei 10 cm) und Infozeile erfassen (Schrift Arial, Schriftgrösse 11 pt, Zeilenabstand einfach):

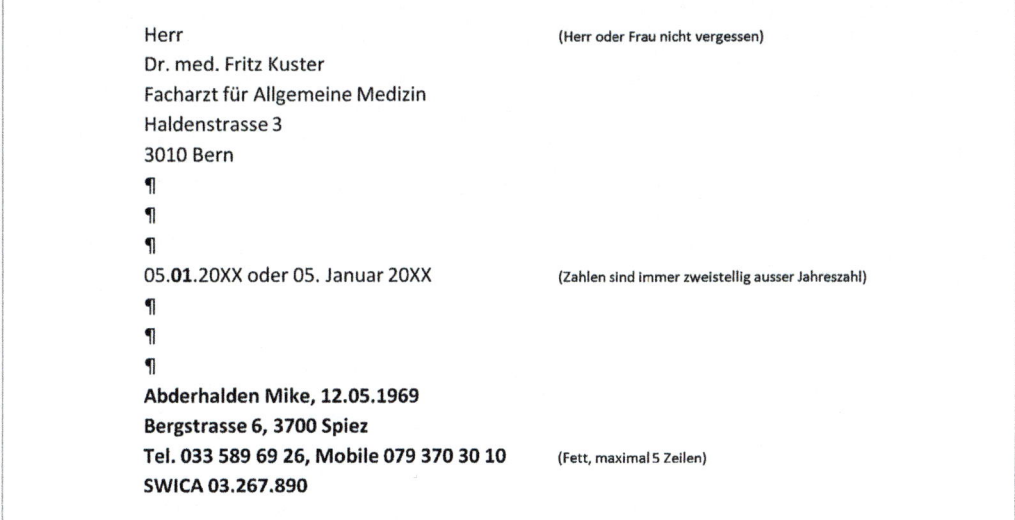

Die Infozeile oder Überschrift wird immer «fett» formatiert und besteht aus max. 5 Zeilen.

Die Infozeile im medizinischen Brief enthält alle wichtigen Angaben zum Patienten.

Schritt 18

Im Register «Layout» auf «Silbentrennung» klicken und «Automatisch» markieren:

Schritt 19

Brief ab Diktafon schreiben.

Der Briefinhalt wird geschrieben wie diktiert:
- neue Linie oder Alinea: 1× schalten (keine Leerzeile zwischen den Zeilen)
- neuer Absatz: 2× schalten (Leerzeile zwischen den Zeilen)

Um einem oder mehreren Absätzen eine Nummerierung oder Aufzählung zuzuweisen, klickt man auf den betreffenden Befehl im Register «Start», Gruppe «Absatz». Muss eine bestimmte Art von Zeichen eingefügt werden, klickt man auf den Pfeil neben dem Befehl.

Symbole können aus der Vielfalt der verschiedenen Schriften, beispielsweise Wingdings, gewählt werden. Bilder werden aus der eigenen Datei oder online eingefügt.

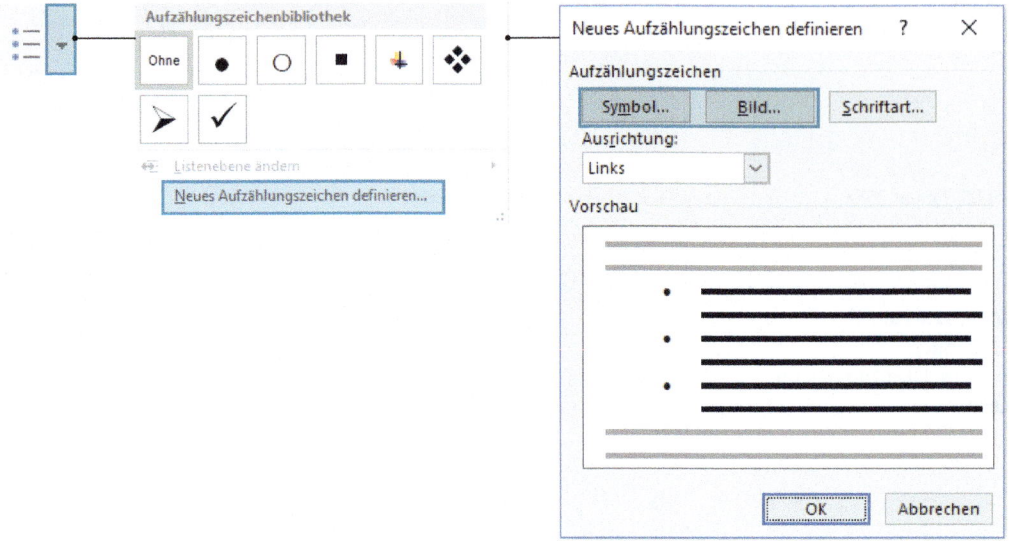

Für die Wahl einer neuen Nummerierung wird identisch vorgegangen:

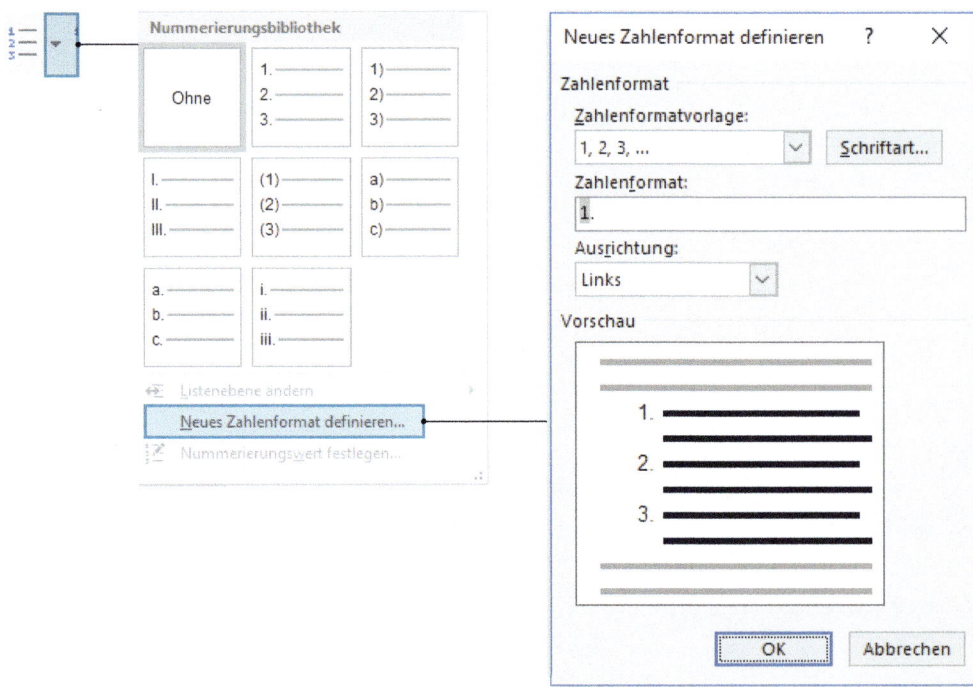

Aufzählungs- und Nummerierungszeichen erstellen automatisch einen hängenden Einzug. Dieser rückt das Zeichen und den Text ein Stück vom linken Rand ein. Um dies zu ändern, drückt man im Register «Start», Gruppe «Absatz» den Befehl «Einzug verkleinern».

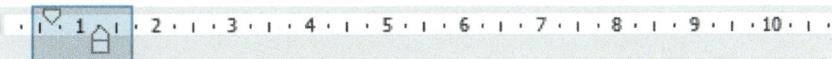

- Inguinalhernie rechts, Ulcus duodeni, Hiatusgleithernie
- Inguinalhernienplastik

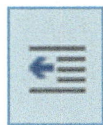

- Inguinalhernie rechts, Ulcus duodeni, Hiatusgleithernie
- Inguinalhernienplastik

Schritt 20

Grussformel Arzt oder Spital schreiben und gegebenenfalls Beilagen und/oder Kopien erwähnen.

> Die Grussformel endet immer ohne Punkt.

Grussformel Arztpraxis plus Beilagen:

```
            Freundliche Grüsse
            ¶
            ¶
            ¶
            Dr. med. Antoine Dubois
            ¶
            ¶
            ¶
            Laborbefunde
            Medikamentenpass
            ¶
            Kopie an Dr. med. K. Bauer, Bern
```

Grussformel Spital plus Beilagen:

```
Freundliche Grüsse
¶
Kantonsspital St. Gallen
Chirurgische Klinik
¶
¶
¶
Dr. med. Karl Müller
Oberarzt
¶
¶
¶
Laborbefunde
Medikamentenpass
¶
Kopie an Dr. med. K. Bauer, Bern
```

Unterschreiben im Spitalbericht zwei oder mehrere Ärzte, werden die Namen hierarchisch von links nach rechts nebeneinandergeschrieben.

Die Funktion (Chefärztin, Oberarzt, Assistenzärztin usw.) wird unter dem Namen oder mit einem Komma abgetrennt neben dem Namen geschrieben.

```
Kantonsspital St. Gallen
Chirurgische Klinik
¶
¶
¶
Dr. med. K. Müller, Oberarzt        Dr. med. S. Camenisch, Assistenzarzt
```

```
Kantonsspital St. Gallen
Chirurgische Klinik
¶
¶
¶
Dr. med. K. Müller                  Dr. med. S. Camenisch
Oberarzt                            Assistenzarzt
```

Schritt 21

Beilagen erwähnen beziehungsweise aufzählen, wobei das Wort «Beilagen» nicht geschrieben wird.

Der Standardsatz im Brieftext: «Beiliegend senden wir …» sagt nicht das aus, was eigentlich gemeint ist. (Es liegen ja nicht Sie bei!)

Schritt 22

«Kopie an …» erwähnen (Darstellung wie von der Lehrperson vorgegeben).

Schritt 23

Bei zweiseitigen Briefen einen Seitenumbruch machen und auf der zweiten Seite die Kopf- und die Fusszeile erstellen.

Seitenumbruch ―――Seitenumbruch――― ¶ nicht innerhalb eines Satzes oder eines Worts ausführen:

- Der Seitenumbruch muss sichtbar sein (Ctrl+Enter).
- Die Kopfzeile ist ab der zweiten Seite nicht identisch mit jener der ersten Seite.
- Die Fusszeile bleibt identisch mit jener der ersten Seite.

Einfügen der Rahmenlinie unten:

Im Register «Start» Symbol «Rahmen» anklicken und «Rahmenlinie unten» wählen.

Absender zweite Seite Arztpraxis:

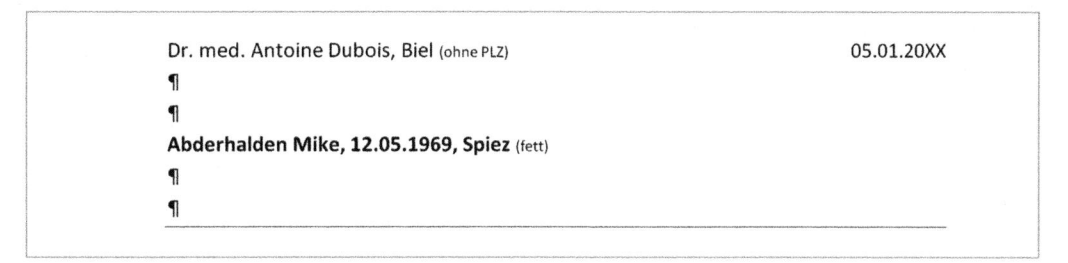

> Dr. med. Antoine Dubois, Biel (ohne PLZ)   05.01.20XX
> ¶
> ¶
> **Abderhalden Mike, 12.05.1969, Spiez** (fett)
> ¶
> ¶

Absender zweite Seite Spital:

> Kantonsspital St. Gallen (Ort kann weggelassen werden, wenn dieser identisch zum Spital ist)   05.01.20XX
> ¶
> ¶
> **Abderhalden Mike, 12.05.1969, Spiez** (fett)
> ¶
> ¶

Schritt 24

Brief formatieren:

- Den Titel fett hervorheben.
- Die Diagnosen linksbündig mit Aufzählungszeichen auflisten (ohne Aufzählungszeichen, wenn nur eine Diagnose aufgeführt wird).
- Die Medikamentenstärke wird mit einem geschützten Leerschlag vom Medikamentennamen abgetrennt und die Dosierung (1-0-1-0; 1/2-0-0-0) mit einem Tabstopp bei ca. 6.25 cm links gesetzt.

Schritt 25

Rechtschreibprüfung durchführen mit der Funktionstaste F7:
- Alternativ kann im Register «Überprüfen» in der Gruppe Rechtschreibung über «abc ✓ Dokument überprüfen» die Rechtschreib- und Grammatikprüfung im Editor gestartet werden.
- Vorgehen bei beiden Varianten:
  1. Unter «Deutsch (Schweiz)» auf «Rechtschreibung» klicken und mit den Vor- und Rück-Pfeilen < > die markierten Wörter kontrollieren bzw. korrigieren.
  2. Auf «Grammatik» klicken und die Grammatikprüfung vornehmen.

Schritt 26

Die Fachwörter können mit dem Pschyrembel in Buchform oder online nachgeschaut werden (siehe Kap. 1.5, S. 51).

Regelmässiges Speichern muss ein fester Bestandteil des Schreibprozesses sein!

Aufgabe 1
Halten Sie die wichtigsten Schritte beim Erstellen eines medizinischen Briefs schriftlich fest.

1.3.2 Zweiseitige Briefbeispiele Arztpraxis und Spital

Abb. 8: Brief Praxis erste Seite (mit Praxis-Logo)

PRAXICA
Allgemeine Innere Medizin und Pädiatrie

Dr. med. Antoine Dubois
Facharzt Allgemeine Innere Medizin FMH

Tel. +41 32 967 11 37
www.praxica.ch
info@praxica.ch
GLN 7601XXX271082
ZSR-Nr. X006521

Careumallee 73
2501 Biel/Bienne

Herr¶   (Herr oder Frau nicht vergessen)
Dr. med. Fritz Kuster¶
Facharzt für Allgemeine Medizin¶
Haldenstrasse 3¶
3010 Bern¶

05.01.20XX oder 05. Januar 20XX¶   (Zahlen sind immer zweistellig ausser Jahreszahl)

Abderhalden Mike, 12.05.1969¶
Bergstrasse 6, 3700 Spiez¶
Tel. 033 589 69 26, Mobile 079 370 30 10¶   (fett, maximal 5 Zeilen)
SWICA 03.267.890¶

Sehr geehrter Herr Dr. Kuster¶

Text, Text.¶

Anamnese¶
Text, Text.¶

Diagnosen¶
- Hyperthyreose¶   (Aufzählung linksbündig)
- Diabetes mellitus¶   (bei nur einer Diagnose ohne Aufzählungszeichen)

Beurteilung¶
Text, Text.¶

Medikamente¶
Glucophage	500 mg	1-0-0-0¶	(Tabstopp «mg» rechts sinnvoll wählen)
Eltroxin	0,1 mg	1-1-1-0¶	(Tabstopp «Dosierung» links sinnvoll wählen)
Spedifen	600 mg	nach Bedarf¶	

Therapie¶   (Seitenumbruch an geeigneter Stelle setzen, mind. 2 Linien Text)
Text, Text, Text, Text, Text, Text, Text, Text,   (Abstand zur Fusszeile max. 4 cm, mind. 1 cm)
Text, Text, Text, Text, Text, Text, Text, Text,
———— Seitenumbruch ————¶
(Seitenumbruch muss sichtbar sein = Ctrl + Enter)

Dateipfad   Seite 1 von 2   Vor- und Nachname Verfasser/in

Abb. 9: Brief Praxis zweite Seite

Dr. med. Antoine Dubois, Biel   (ohne PLZ)   05.01.20XX

Abderhalden Mike, 12.05.1969, Spiez   (fett)

Text, Text

Prozedere
Text, Text.

Freundliche Grüsse

Dr. med. Antoine Dubois

Laborbefunde
Medikamentenpass

Kopie an Dr. med. K. Bauer, Bern

Dateipfad   Seite 2 von 2   Vor- und Nachname Verfasser/in

Abb. 10: Brief Spital erste Seite

Kantonsspital St. Gallen Tel. 071 222 52 52
Chirurgische Klinik mueller-kssg@hin.ch
Dr. med. Karl Müller www.kssg.ch
Rorschacherstrasse 95 GLN 7601XXX222154
9007 St. Gallen

Herr¶ (Herr oder Frau nicht vergessen)
Dr. med. Fritz Kuster¶
Facharzt für Allgemeine Medizin¶
Haldenstrasse 3¶
3010 Bern¶
¶
¶
¶
05.01.20XX oder 05. Januar 20XX¶ (Zahlen sind immer zweistellig ausser Jahreszahl)
¶
¶
¶
Abderhalden Mike, 12.05.1969¶
Bergstrasse 6, 3700 Spiez¶
Tel. 033 589 69 26, Mobile 079 370 30 10¶ (fett, maximal 5 Zeilen)
SWICA 03.267.890¶
¶
¶
Sehr geehrter Herr Dr. Kuster¶
¶
Text, Text.¶
¶
Anamnese¶
Text, Text.¶
¶
Diagnosen¶
- Hyperthyreose¶ (Aufzählung linksbündig)
- Diabetes mellitus¶ (bei nur einer Diagnose ohne Aufzählungszeichen)
¶
Beurteilung¶
Text, Text.¶
¶
Medikamente¶
Glucophage   500 mg   1-0-0-0¶ (Tabstopp «mg» rechts sinnvoll wählen)
Eltroxin   0,1 mg   1-1-1-0¶ (Tabstopp «Dosierung» links sinnvoll wählen)
Spedifen   600 mg   nach Bedarf¶
¶
Therapie¶ (Seitenumbruch an geeigneter Stelle setzen, mind. 2 Linien Text)
Text, Text, Text, Text, Text, Text, Text, (Abstand zur Fusszeile max. 4 cm, mind. 1 cm)
Text, Text, Text, Text, Text, Text, Text, ———Seitenumbruch———¶
                                            (Seitenumbruch muss sichtbar sein = Ctrl + Enter)

Dateipfad   Seite 1 von 2   Vor- und Nachname Verfasser/in

Abb. 11: Brief Spital zweite Seite

Kantonsspital St. Gallen (Ort kann weggelassen werden, wenn dieser identisch mit Name des Spitals ist) 05.01.20XX

Abderhalden Mike, 12.05.1969, Spiez (fett)

Text, Text

Prozedere
Text, Text.

Text, Text.

Freundliche Grüsse

Kantonsspital St. Gallen
Chirurgische Klinik

Dr. med. Karl Müller
Oberarzt

Laborbefunde
Medikamentenpass

Kopie an Dr. med. K. Bauer, Bern

Dateipfad   Seite 2 von 2   Vor- und Nachname Verfasser/in

Aufgabe 2

Definieren Sie die folgenden Ausdrücke. Recherchieren Sie dazu im Internet oder schauen Sie im Band ADMIN 2, LZ 1.4.1 Krankengeschichte (KG) aus Halbkarton:

- Anamnese
- Befund
- Diagnose
- Therapie
- Prozedere
- Beurteilung

Aufgabe 3

Schreiben Sie den Diktatbrief (Abb. 12, S. 34) ab oder lassen Sie sich den Diktatbrief diktieren.

Abb. 12: Aufgabe «Brief abschreiben»

Kantonsspital St. Gallen
Medizinische Abteilung
Dr. med. Franz Müller
Rorschacherstrasse 12
9000 St. Gallen

Tel. 071 222 22 22
E-Mail spital@hin.ch

Herr
Dr. med. Hans Muster
Allgemeine Medizin FMH
Mustergasse 3
9000 St. Gallen

aktuelles Datum

Kuster Ursula, 15.10.1935
Mühleggweg 5, 9012 St. Gallen

Sehr geehrter Herr Kollege Muster

Wir berichten Ihnen über Frau Kuster, die vom 22.02. bis 26.02.20XX in unserer Klinik hospitalisiert war.

Anamnese
Die Patientin tritt nüchtern ein zur geplanten Metatarsale Osteotomie Dig. II und III links. Im Rahmen der Sprechstunde wurde die Indikation zur dorsal zuklappenden Osteotomie gestellt. Wir verweisen freundlichst auf die ambulante Berichterstattung.

Diagnosen
- Metatarsalgie Dig. II und III Fuss links bei Senk-/Spreizfuss
- Status nach bilateraler Hallux-Operation
- Hypertonie

Nebendiagnosen
- Sapho-Syndrom
- Psoriasis pustulosa
- Rhinitis sicca anterior

Therapie
Am 22.02.20XX Osteotomie Metatarsale II und III Fuss links.

Freundliche Grüsse

Kantonsspital St. Gallen

Dr. med. Franz Müller, Oberarzt

Laborbefunde

Dateipfad   Seite 1 von 1   Vor- und Nachname Verfasser/in

1.3.3 Tipps und Tricks zum Erstellen von Briefen

Abb. 13: Mehr Details

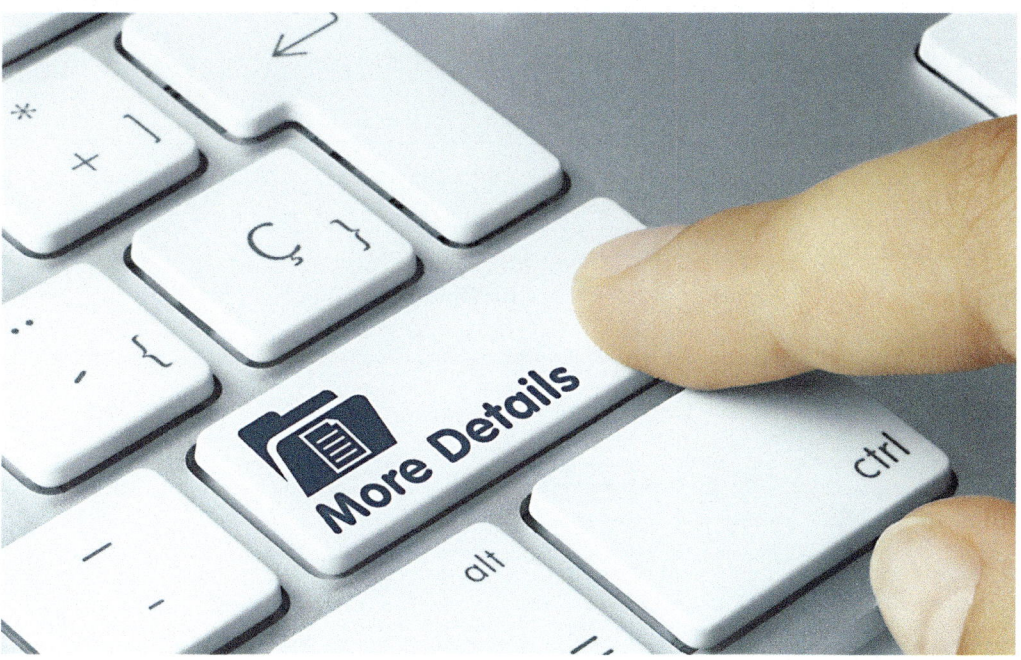

A Anrede und Grussformel

Jeder Brief benötigt eine Anrede und eine Grussformel. Diese werden individuell gewählt je nach Verhältnis, das zwischen dem Schreibenden und der Briefempfängerin herrscht.

> Anrede und Grussformel müssen zueinanderpassen!

Beispiele und Kombinationen von Anrede und Grussformeln sind in der nachfolgenden Tabelle aufgeführt.

passende Anreden	Grussformel	
Es stellt sich die Frage: Wie stehe ich zu meinem Briefpartner? Individuelle, auf den Anlass und Inhalt abgestimmte Anrede verwenden. Akademische Titel sind wichtig. Es wird aber nur der ranghöchste Titel verwendet und immer mit dem Nachnamen kombiniert. Nach der Anrede wird kein Komma gesetzt und der Brieftext beginnt mit einem Grossbuchstaben.	Je nach Briefthema ist die formelle oder die persönliche Grussformel zu verwenden. Nach der Grussformel wird kein Punkt gesetzt.	
	formell	**persönlich**
Sehr geehrte* Dame Sehr geehrter* Herr	Freundliche Grüsse	Liebe Grüsse
Liebe Kollegin Lieber Kollege	Freundlicher Gruss	Lieber Gruss
	Schöne Grüsse aus …	Liebe Grüsse aus …
Geschätztes Team		
Sehr geehrter* Herr Dr. Frey		
Sehr geehrte* Frau Dr. Müller		
Sehr geehrter* Herr Prof. Fritsche		
Sehr geehrte* Frau Prof. Kreyenbühl		
Guten Tag, sehr geehrte Frau Prof. Keller		
Guten Tag, sehr geehrter Herr Dr. Sutter		
Guten Tag Frau Bertschinger		
Guten Tag Herr Bertschinger		
Lieber Herr Zürcher		
Liebe Familie Gschwend		

* Die Anrede «sehr geehrte» beziehungsweise «sehr geehrter» ist nicht mehr zeitgemäss. Den Briefempfänger mit «Guten Tag» oder «Grüezi» anzusprechen, ist genauso höflich. Allerdings ist die altbewährte Anrede in formalen Briefen noch immer angebracht.

B Geschütztes Leerzeichen (Festabstand)

Das geschützte Leerzeichen beziehungsweise ein Festabstand verhindert einen Zeilenumbruch an einer bestimmten Stelle. So wird verhindert, dass am Ende einer Zeile die zueinander gehörenden Teile auseinandergerissen werden.

Das geschützte Leerzeichen ist zum Beispiel zu wählen bei:
- vor Masseinheiten: BZ 4 mmol/l, BD 124/80 mmHg
- Medikament, Stärke und Dosierung: Zestril 5 mg 1-0-0-0
- zusammengehörenden Zahlen und Zeichen: +41 32 967 11 37, < 530 usw.
- mehrteiligen Abkürzungen: z. B., o. B., u. a.
- Geldbeträgen: CHF 35.80
- Namen und Titeln: Dr. med. K. Studer
- usw.

Das geschützte Leerzeichen wird im Word wie folgt eingefügt (2 Varianten):
a) Ctrl bzw. Strg+Shift+Leertaste
b) Alt+0160 (auf dem Ziffernblock)

Um im Text zu kontrollieren, ob das Zeichen an der richtigen Stelle gewählt wurde, wählt man die Absatzmarke ¶. So wird das geschützte Leerzeichen mit ° angezeigt. *Zum Beispiel 24°µmol/l.*

C Schnellbausteine – Autotexte

Für häufig verwendete Textpassagen (z. B. Gruss) können in der richtigen Formatierung Schnellbausteine angelegt werden.

Erstellen eines Schnellbausteins:
1. Den Text in der richtigen Formatierung und Position schreiben.
2. Den Text markieren.
3. Im Register «Einfügen» auf das Icon «Schnellbausteine» klicken und «Auswahl im Schnellbaustein-Katalog speichern» wählen.

Alternativ:
1. Den Text markieren und mit Alt+F3 den Schnellbaustein wählen.
2. Den Schnellbaustein benennen: Name mit mind. 3 Zeichen!
3. Mit **OK** bestätigen.

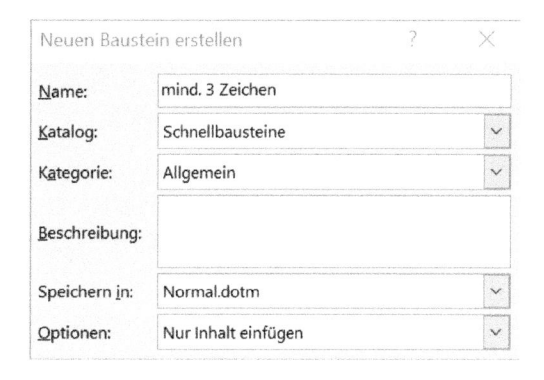

Schnellbaustein an der gewählten Position einsetzen

Variante 1 – wenn bereits «Bausteine» gespeichert sind:
1. Den Cursor an die Stelle setzen, wo der Schnellbaustein eingefügt werden soll.
2. Die Kurzbezeichnung (Speichername) eingeben und **F3** anklicken.

Variante 2 – wenn bereits «Bausteine» gespeichert sind:
1. Das Register «Einfügen» wählen und auf das Icon «Schnellbausteine» klicken – eine Auswahl erscheint.
2. Den gewünschten Baustein wählen.

Schnellbaustein löschen

Schnellbausteine, die nicht mehr gebraucht werden, werden wie folgt gelöscht:
1. Im Register «Einfügen» das Icon «Schnellbausteine» anklicken und «Organizer für Bausteine» öffnen.
2. Den entsprechenden Baustein markieren. Zum Löschen auf den Button «Löschen» klicken.

1.3.4 Abkürzungen und spezielle Schreibregeln

Abkürzungen ohne Punkt

Abkürzungen sind ohne Punkt zu schreiben,
- wenn die Abkürzung buchstäblich als Kurzwort ausgesprochen wird.
- wenn die Buchstaben in der Abkürzung grossgeschrieben sind.
- wenn die Abkürzung mit einem grossgeschriebenen Buchstaben endet.

Beispiele

CHF   AG   GmbH   SUVA   CEO   PS   LSI   REGA   EKG   EZ   BD   AZ   TB oder TBC

Abkürzungen mit Punkt

Abkürzungen sind mit Punkt zu schreiben,
- wenn die Abkürzung mit Kleinbuchstaben geschrieben wird.
- wenn die Abkürzung mit einem kleingeschriebenen Buchstaben endet.

Beispiele

Art.   Dr.   usw.   Nr.   Fr.   Rp.   Co.   Tsd.   Mio.   Mrd.   Mia.   evtl.   bzw.

Abkürzungen aus zwei oder mehreren Wörtern

Abkürzungen, die in der ausgeschriebenen Form aus zwei oder mehreren Wörtern bestehen, sind in der Regel mit einem Festabstand geschrieben (siehe «Geschütztes Leerzeichen», S. 37):

Beispiele

i. V.   i. A.   u. a. m.   z. B.   d. h.   o. B.   z. K.   z. Hd.

Ausnahme: usw.

Mass- und Gewichtsbezeichnungen

Abkürzungen von Mass- und Gewichtseinheiten sind ohne Zwischenraum und ohne Punkt kleinzuschreiben.

Beispiele

m^2 m^3 cm   m   min   km   dl   l   hl   g   kg   t   mmol/l   µmol/l   mg%   g%   g/dl

Verbindung von Ziffern und Wörtern

Verbindungen von Ziffern und/oder Wörtern werden mit einem Divis (Bindestrich) geschrieben.

Beispiele

20-jährig   14-stellig   5-mal   24-Stunden-EKG   3½-mal   1- bis 2-wöchiger Spitalaufenthalt

Ausnahmen: 8fach oder 8-fach   1945er   100%ig

Mehrstellige Zahlen

Mehrstellige Zahlen werden in 3er-Gruppen unterteilt. (Ausnahme: Bei vierstelligen Zahlen sind beide Varianten möglich!)

Beispiele

CHF 5620.00 oder CHF 5 620.00   CHF 55 620.00   CHF 555 620.00   3200 kg oder 3 200 kg

Nummern

Nummern sind zweckmässig zu gliedern und/oder werden mit einem Punkt oder einem Divis abgetrennt.

Beispiele

Tel. 071 859 15 30   Fax 071 859 15 31   Mobile 079 812 15 30   Tel. +41 71 859 15 30
IBAN CH85 0058 1452 9687 7463 3   Bankkonto 3.852.694-07   ISBN 896-2-896-57841-1
AHV-Nr. 756.9217.0882.74

Ausnahmen: GLN 7689521489652   ZSR 5176521

Schrägstrich und Klammern

Grundsätzlich wird vor und nach einem Schrägstrich (Slash) oder einem Klammer-Zeichen kein Zwischenraum gesetzt.

Beispiele

3./4. Mai 20XX   Mann/Frau (Lipidsenker)

Divis, Halbgeviertstrich und Geviertstrich

Das Divis wird auch Binde- oder Trennstrich genannt.

Beispiele

Zürich-Versicherungsgesellschaft   Vitamin-D-Gehalt   50-Franken-Note   Alters- und Pflegeheim
Susi Natter-Keller   Alters- und Hinterlassenenversicherung   USB-Stick

Der Halbgeviertstrich wird auch Bis-, Gedanken-, Gegen- und Streckenstrich genannt. Er wird mit der Tastenkombination «Ctrl+Minuszeichen» eingegeben.

Die Tastenkombination funktioniert nur mit dem Minuszeichen aus dem numerischen Block.

Beispiele

Ihm fehlte vor allem eines – Geduld.   Sein Hund – Bello – hat ihn gebissen.   50 – 10 = 40
–5 °C   FC St. Gallen – FC Zürich

Geviertstriche sind ein Ersatz für fehlende Ziffern bei Beträgen in Kolonnen. Sie werden mit der Tastenkombination «Ctrl+Alt+Minuszeichen aus dem Nummernblock» eingegeben.

Beispiele

CHF 20.—   CHF 5.—

Spezielle Schreibweise bei Frankenbeträgen

Franken- beziehungsweise Geldbeträge sind in Abständen von drei Ziffern mit einem geschützten Leerschlag abzutrennen – ohne Apostroph!

Franken und Rappen sind mit einem Punkt voneinander abgetrennt.

Wo keine Rappen geschrieben stehen, dürfen diese mit einem Geviertstrich ersetzt werden.

Bei Franken- beziehungsweise Geldbeträgen wird die Währung mit dem entsprechenden ISO-Währungscode (CHF, EUR usw.) vor den Betrag geschrieben und mit einem geschützten Leerschlag unterteilt.

> **Achtung**
> Bei der Anwendung in Excel gelten andere Regeln!

Spezielle Zeichen mit oder ohne Abstände

Spezielle Zeichen sind direkt über die Tastatur oder über das Icon «Symbol» im Register «Einfügen» einzufügen. Bei der Anwendung dieser Zeichen muss auf die Schreibweise mit oder ohne Abstand geachtet werden. Dazu gibt es keine einheitliche Regelung.

Temperatur	10 °C; 37,4 °C
Winkel	45°
Prozent	5 %, Ausnahmen: 40 Vol.-%, 8%ige
Promille	18 ‰ (mit Nummernblock Alt+0137: ‰; oder Symbol einfügen)
geboren	Elsbeth Sutter * 23.07.1935
gestorben	Elsbeth Sutter † 15.12.2019 (mit Nummernblock Alt+0134: †)
Firmen-&-Zeichen	Bertsch & Co. AG
Durchmesser	Die Länge beträgt 50 cm, Ø 12 cm (mit Nummernblock Alt+157: Ø) Ausnahme: Das Wort wird in einem Satz angewandt. Zum Beispiel: *Der Durchmesser des Blasenkatheters beträgt 8 mm bzw. 24 Charrière.*

Römische Ziffern

Römische Ziffern sind immer mit Grossbuchstaben zu schreiben.

Beispiele

I: 1   II: 2   III: 3   IV: 4   V: 5   VI: 6   VII: 7   VIII: 8   IX: 9   X: 10   C: 100

Vitalzeichen

Die Schreibweise von Blutdruck, Puls- oder Sauerstoffsättigung ist immer auf die gleiche Art und Weise vorzunehmen.

Beispiele

BD 140/80 mmHg   Puls 60/min   Puls 60/min O_2-Sättigung

Laborbefunde

Die Schreibweise von Laborwerten ist immer auf die gleiche Art und Weise vorzunehmen. Für Mikro ist das entsprechende Symbol einzusetzen.

Beispiele

BSR 28/1 Std.   CRP 100   CRP < 10 mg/l   Hb 132 g/l   Lc 3800   Serumeiweiss 64 g/l
Harnstoff 8,3 mmol/l   Kreatinin 80 µmol/l   Quick 100 %   GGT 15 U/l

Urin: spezifisches Gewicht 1019   pH 5   Eiweiss ++++   Glukose negativ   4–5 Lc   3–4 Ec
vereinzelt granulierte Zylinder   im Uricult kein Wachstum

klinische Chemie		
Parameter	Abkürzung	Einheit
Glukose	Glu	mmol/l
glykiertes Hämoglobin	HbA1c	%
Kalium	K	mmol/l
Kreatinin	Crea	µmol/l
ALT (Alanin-Aminotransferase)	ALT	U/l
AST (Aspartat-Aminotransferase)	AST	U/l
GGT (Gamma-Glutamyltransferase)	GGT	U/l
Amylase	A	U/l
pankreasspezifische Amylase	PA	U/l
Bilirubin	Bil	µmol/l
Cholesterin, total	Chol tot	mmol/l
HDL-Cholesterin	HDL	mmol/l

klinische Chemie		
Parameter	Abkürzung	Einheit
Triglyceride	Trigl	mmol/l
Harnstoff	Urea	mmol/l
Harnsäure	Urat	µmol/l
Protein, gesamt	P ges	g/l
Albumin, chemisch	Alb	g/l
alkalische Phosphatase	ALP	U/l
C-reaktives Protein	CRP	mg/l
Creatin-Kinase, total	CK tot	U/l
Troponin T	Trop T	ng/l
N-terminales pro brain natriuretic peptid	NT-proBNP	pg/ml
HIV-1 und HIV-2 Antikörper, Screening, Schnelltest	HIV	+ bzw. –

Hämatologie		
Parameter	Abkürzung dt., engl.	Einheit
Leukozyten	Lc, WBC	G/l
Thrombozyten	Tc, PLT	G/l
Erythrozyten	Ec, RBC	T/l
Hämoglobin	Hb, HGB	g/l
Hämatokrit	Hk, HCT	l/l
mittleres Erythrozytenvolumen	MCV	fl
mittlerer Hämoglobingehalt	MCH	pg

Hämatologie		
Parameter	Abkürzung dt., engl.	Einheit
mittlere Hämoglobinkonzentration	MCHC	g/l
Erythrozytenverteilungsbreite	RDW	%
Blutsenkungsreaktion	BSR, BSG	mm
Spontanquick		%
International Normalized Ratio	INR	
D-Dimere		mg/l

Medizinische und allgemeine Abkürzungen

Begriff	Abkürzung	Begriff	Abkürzung
allgemein	allg.	Erstmanifestation	EM
Allgemeinzustand	AZ	eventuell	evtl.
Antigen	Ag	Finger-Boden-Abstand	FBA
Antikörper	AK	Funktion	F.
Anwendung	Anw.	funktionell	funkt.
Apparat	App.	Gesichtsfeld	GF
Applikation	Appl.	Gewicht	Gew.
Arterie	A.	Glasgow Coma Score	GCS
arteriell	art.	Guttae	gtt.
bakteriell	bakt.	Gynäkologie	Gyn.
beide, beides	bd.	Herzfrequenz	HF
beiderseits	bds.	Hygiene	Hyg.
Blutdruck	BD	im Allgemeinen	i. A.
Blutgasanalyse	BGA	in der Regel	i. d. R.
Blutzucker	BZ	Infektion	Inf.
Body-Mass-Index	BMI	Injektion	Inj.
circa	ca.	Internist	Int.
Computertomogramm	CT	Lungenfunktion	LuFu
das heisst	d. h.	ohne Befund	o. B.
Definition	Def.	Originalpackung oder Operation	OP
Diagnose	Diagn., Dg.	per primam	p. p.
Differentialdiagnose	DD	per secundam	p. s.
Elektroenzephalogramm	EEG	Rasselgeräusche	RG
Elektrokardiogramm	EKG	Status nach	St. n.
Entzündung	Entz.	Stunde	Std., h
Erkrankung	Erkr.	Suppositorium	Supp.
Ernährungszustand	EZ	Tablette	Tabl.
Erreger	Err.	Temperatur	Temp.
Erstdiagnose	ED	Ultraschallkardiographie	UKG

Begriff	Abkürzung	Begriff	Abkürzung
Einheiten pro Liter	U/l	Insulin-Einheit	I. E.
Giga pro Liter (Leukozyten, Thrombozyten oder abkürzen Lc und Tc)	G/l	Internationale Einheit	SI
Gramm pro Deziliter	g/dl	Mikromol pro Liter	µmol/l
Immunglobulin A	IgA	Millimol pro Liter	mmol/l
Immunglobulin E	IgE	Tera pro Liter (Erythrozyten oder abkürzen Ec)	T/l

Selbsttest 1		
Richtig oder falsch geschrieben? Kreuzen Sie an.	richtig	falsch
A] 5 %	○	○
B] 20- jährig	○	○
C] mmol / l	○	○
D] GmbH	○	○
E] m³	○	○
F] O. B.	○	○
G] 10 °C	○	○

1.3.5 Medizinische Fachsprache beziehungsweise Schreibweise der medizinischen Begriffe

Obwohl das Erlernen der medizinischen Terminologie mit viel Aufwand verbunden ist und Latein gar nicht mehr gesprochen wird, gibt es Gründe, warum daran festgehalten wird:

- Die medizinische Terminologie ist international gültig.
- Sie ermöglicht weltweit eine genaue Verständigung.
- Anatomische Strukturen und Befunde werden sehr exakt und eindeutig beschrieben.
- Die Begriffe sind sachlich und ohne Wertung.
- Viele der zusammengesetzten Begriffe sind kürzer, als wenn man sie deutsch ausdrücken würde («Hysterektomie» z. B. heisst «operative Entfernung der Gebärmutter»).

Ein Nachteil ist, dass sie nur von medizinisch ausgebildeten Menschen verstanden wird und sich Patientinnen manchmal überfordert oder gar ausgeschlossen fühlen. Es liegt an den Medizinern, sich im Gespräch mit Patientinnen verständlich auszudrücken.

> Die MPA unterscheidet im Gespräch mit Patienten immer zwischen der medizinischen Fachsprache und der für den Patienten geläufigen Umgangssprache.

Es werden die folgenden drei beziehungsweise vier Sprachebenen unterschieden:

- medizinischer Terminus technicus
- deutscher Terminus
- Trivialbezeichnung
- Umgangssprache

Vernetzung
TERMI, Drei Sprachebenen

Medizinischer Terminus technicus

Diese Sprachebene besteht aus reinen Fachbegriffen und richtet sich nach den Regeln der lateinischen Rechtschreibung und Grammatik. Auf dieser Ebene unterhalten sich Ärzte oder gut ausgebildete Medizinalpersonen untereinander:

- Ulcus duodeni
- Ulcus ventriculi
- Ulcus cruris
- Appendicitis acuta
- Anaemia perniciosa
- Genua valga
- Borrelia burgdorferi
- Colitis ulcerosa

Merkmale des medizinischen Terminus technicus:

→ ist eine lateinische oder latinisierte Form

→ besteht aus zwei oder mehreren Wörtern

→ besteht aus Substantiv **und** Adjektiv

Man verwendet die Buchstaben:

c	für	k oder z
ae, oe	für	ä und ö

Terminus und Trivialbezeichnungen

Deutscher Terminus

Diese Sprachebene besteht ebenfalls aus reinen Fachbegriffen, die dem Deutschen angeglichen wurden. Das Adjektiv wird ebenfalls erwähnt. Einzelne Buchstaben und die Reihenfolge ändern sich:

- duodenales Ulkus
- ventrikuläres Ulkus
- akute Appendizitis
- perniziöse Anämie

Merkmal des deutschen Terminus:

→ Adjektiv steht **vor** Substantiv

Aus den lateinischen Endungen wird aus:

c	wird	k oder z
ae, oe	wird	ä und ö
ia	wird	ie
osis	wird	ose
io	wird	ion
tides	wird	tiden

Trivialbezeichnungen

Bei dieser Sprachebene wird das Adjektiv weggelassen, es ist aber immer noch die eingedeutschte Fachsprache:

- Ulkus
- Appendizitis
- Borrelia
- Anämie
- Genu
- Ulkusperforation

Merkmal der Trivialbezeichnung:

→ Substantiv **ohne** Adjektiv

Umgangssprache

Das ist die Landessprache, für uns Deutsch, so wie die Patienten untereinander sprechen. Diese Sprachebene ist also die Übersetzung ins Deutsche:

- Geschwür
- Blinddarmentzündung
- Borrelien
- Blutarmut
- Knie
- Durchbruch eines Geschwürs

Aufgabe 4

Lassen Sie sich die folgenden schwierigen Begriffe und Schreibweisen ab dem MP3-Player (QR-Code) diktieren. Kontrollieren Sie das Geschriebene anschliessend und markieren Sie sich die Fehler.

Oto-Rhino-Laryngologie	Antabuseinnahme	Orthopnoe
Pharynx	Oberpol	Sklerenikterus
Leer- und Kontrastaufnahmen	Trommelfelle	Umbilikalvene
druckdolent	Tonsillenasymmetrie	Hautdehiszenz
Myalgie	Ausstrahlungsotalgien	äthylische
Unter- und Oberschenkelschmerzen	Koxarthrose	Differentialblutbild
Status quo	Pro Senectute	intakt
Dupuytren	Fibromyalgie	Spitex
Impingementsyndrom	Nierenlogen	190/90 mmHg
latenter	Lumboischialgie	Hb 13,2 g/dl
Sakroiliitis	Facettengelenke	Lc 6800
Ätiologie	Arteriitis temporalis	Kalium 139 µmol/l
Physio- und Ergotherapie	ISG (Iliosakralgelenk)	CRP 76 g/l
Basalzellkarzinom	Knie, Beine links > rechts	Hk 41 %
Retropatellarersatz	Basaliom, Spinaliom	Natrium 2,0 mmol/l
Zervikalsyndrom	Quadrizepsmuskulatur	GOT 28 U/l
HWS-Schiefhaltung	zervikal	81-jährig
nicht dolente Halslymphknoten	CRP-Erhöhung	38 °C
in der geriatrischen Klinik	Parkinson-Syndrom 10/09	45°
ACE-Hemmer	An- und Ausziehen	Glucose (+)
Unter- und Oberschenkelschmerzen	INR-Wert	2- bis 3-mal
chronisches lumboradikuläres Syndrom	Defäkation	2–3 Mal
Nykturie	AC-Bypass	1–7 Tage
Meteorismus	Elektrolytentgleisung	2–3 h
exazerbierende	Protrusionen	Alkoholkarenz
Lasègue	Refluxbeschwerden	Eupnoe
Leberzirrhose	Presbyakusis	Gastric Banding
Ösophagusvarizen Grad I bis II	Babinski	Rhythmusstörung
Hepatosplenomegalie	Aszites	

1.4 Digitale Korrespondenz

1.4.1 E-Mail

In der Medizin sowie in den meisten anderen Branchen hat der elektronische Schriftverkehr den herkömmlichen schriftlichen Briefwechsel abgelöst. E-Mails sind zu einem wertvollen und unersetzlichen Hilfsmittel geworden und werden für Anfragen, Informations- und Bilderaustausch bis hin zum Bewerbungsschreiben eingesetzt.

E-Mails ermöglichen eine sekundenschnelle schriftliche Kommunikation, unabhängig von Ort und Zeit. Dies hat unter anderem zu einer veränderten Schreibgewohnheit geführt: Die Sprache in E-Mails ist informativer als in Briefen. Bewusst wird auf Floskeln und Füllwörter verzichtet. Zudem wird die Geschwindigkeit des schriftlichen Austauschs oft als wichtiger bewertet als eine 100%ig korrekte Schreibweise und/oder Grammatik.

> Gut geschriebene E-Mails sind – wie auch Briefe – eine Visitenkarte für die Arztpraxis.

1.4.2 Patientendaten und Datenschutz

E-Mail-Verkehr mit Patienten ist heikel. Meist werden besonders schützenswerte Daten ausgetauscht. Datenschutzgesetz- und Sicherheitsbestimmungen geben vor, dass keine Patientendaten unverschlüsselt versendet werden dürfen. Ist es der Wunsch der Patientin, ihr Daten unverschlüsselt über E-Mail zuzustellen, ist dies nur zulässig, wenn die Patientin ihr schriftliches Einverständnis dazu gibt.

E-Mail verschlüsselt übertragen

Ein E-Mail kann zum Beispiel versehentlich an einen Adressaten gelangen, für den es nicht bestimmt ist. Ist so ein E-Mail verschlüsselt, kann es der Empfänger nicht öffnen und der Datenschutz ist gewährleistet. Deshalb ist es wichtig, Patientendaten, wenn immer möglich, verschlüsselt zu versenden. E-Mail-Programme wie zum Beispiel Outlook oder Dienste wie www.hin.ch bieten solche Verschlüsselungstechniken an.

1.4.3 Umgang mit E-Mail

E-Mails empfangen

Weil wir heute immer und überall erreichbar sind, wird E-Mails häufig eine zu grosse Beachtung geschenkt. Zur Optimierung des Zeitmanagements im Praxisalltag beziehungsweise zur geringeren Stressbelastung des Praxisteams sind Zeiten einzuplanen, in denen E-Mails zu lesen und zu beantworten sind. Damit wird verhindert, dass die MPA durch die ständig eingehenden E-Mails abgelenkt ist.

E-Mails können Informationen oder Aufgaben enthalten. Darum ist zwischen wichtigen und unwichtigen E-Mails zu unterscheiden. Unwichtige Informationen (z. B. Werbemails) werden direkt in den Papierkorb verschoben. Wichtige Informationen (z. B. Spitalbericht) werden abgespeichert oder weitergeleitet beziehungsweise zu einem späteren Zeitpunkt gelesen.

Gemäss Eisenhower-Prinzip sind Aufgaben mit A-Priorität sofort und jene mit B-Priorität so schnell wie möglich zu erledigen (z. B. Überweisung/Anmeldung zum Facharzt). Aufgaben mit C-Priorität, also nicht wichtige, aber dringende Aufgaben (z. B. med. Briefe ab Diktafon schreiben), sind sogleich zu erledigen, wenn die nach A und B eingestuften Arbeiten abgearbeitet sind. Die Zeitmanagement-Methode nach dem sogenannten Eisenhower-Prinzip kann im Band «Organisation und Administration, Teil 1» nachgelesen werden.

Vernetzung
ADMIN 1, LZ 1.3.4 Eisenhower-Prinzip

Vernetzung
BÜRO, Kommunikation, E-Mail

E-Mails beantworten und weiterleiten

Vor dem Senden einer Nachricht ist die E-Mail-Anschrift zu kontrollieren. Vor allem bei der Funktion «Allen antworten» ist sicherzustellen, dass das E-Mail auch wirklich alle unter «An» aufgeführten Adressen erreichen soll.

Wenn beim Beantworten eines E-Mails das Thema gewechselt wird, ist es sinnvoll, ein neues E-Mail mit einem neuen Betreff zu schreiben. So bleibt der E-Mail-Verkehr besser nachverfolgbar und einzelne Schreiben besser auffindbar.

Auf ein E-Mail wird eine schnelle Antwort erwartet. Ist dies nicht möglich, wird der Eingang der Nachricht kurz bestätigt. Für das Beantworten kann man sich dann mehr Zeit lassen.

> E-Mails dürfen nur mit Zustimmung des Absenders weitergeleitet werden.

Regeln zum E-Mail-Schreiben (Netiquette)

Auch für die elektronische Post gibt es Regeln. Folgendes ist zu beachten:
- Den Betreff nicht vergessen (erste Information).
- Das E-Mail auf Tipp- und Rechtschreibfehler kontrollieren (Funktion F7). Ein fehlerhafter Text ist schlecht lesbar, wirkt unhöflich und ist nicht professionell.
- Die Gross- und Kleinschreibung anwenden.
- Formatierungen sparsam anwenden (Empfängerin sieht nicht immer alles gleich).
- Eine Nachricht enthält nur Text.
- Bilder, Tabellen, Dokumente als Attachments (Anhang) mitsenden.
- Attachments komprimieren (verkleinern).
- Dokumente als PDF-Dateien versenden (nicht veränderbar, sehen auf jedem Endgerät gleich aus).
- Eine Nachricht schnell beantworten oder zumindest den Erhalt der Nachricht mitteilen.
- Die Anrede und die Grussformel gehören in jede Nachricht.
- Den Abwesenheits-Assistenten einschalten (Feierabend, Wochenende, Ferien).
- E-Mails nicht einfach weiterleiten (Datenschutz).
- Keine Gruppenmails versenden (Datenschutz) (Bcc-Feld verwenden und nicht nur An oder Cc).
- Eine Signatur verwenden (Absenderangaben der Arztpraxis).
- Keine Smileys (Emoticons) bei Geschäftsmails verwenden.

> Fehlt der Betreff, wird das E-Mail evtl. als Spam (unerwünscht) eingestuft und kommt nicht beim Empfänger an. Erreicht es den Empfänger, wird es häufig ungelesen gelöscht.

Beispiel eines E-Mails

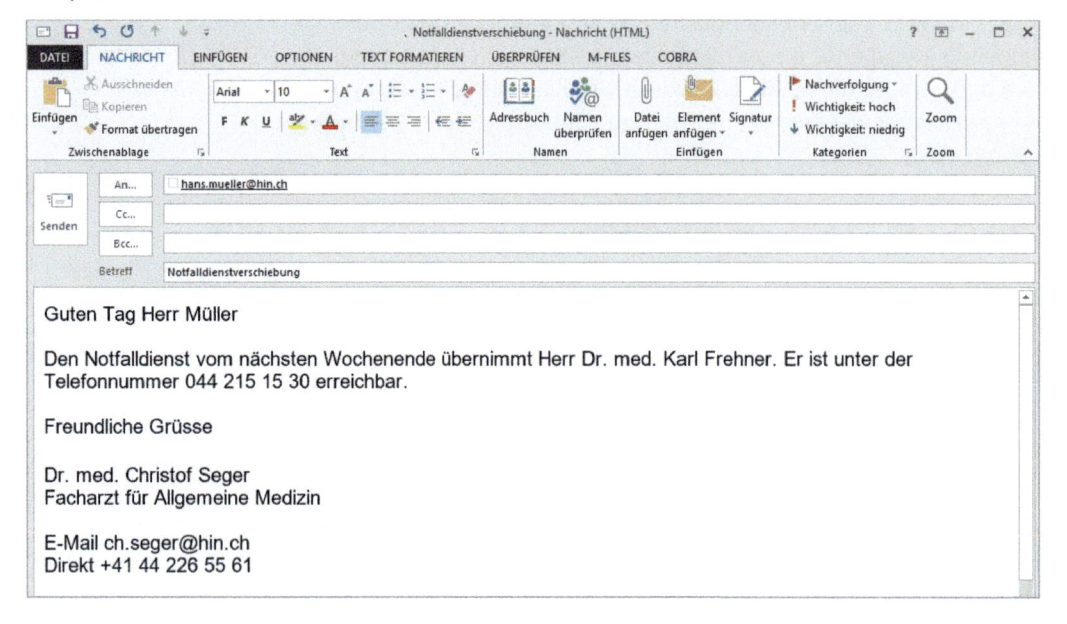

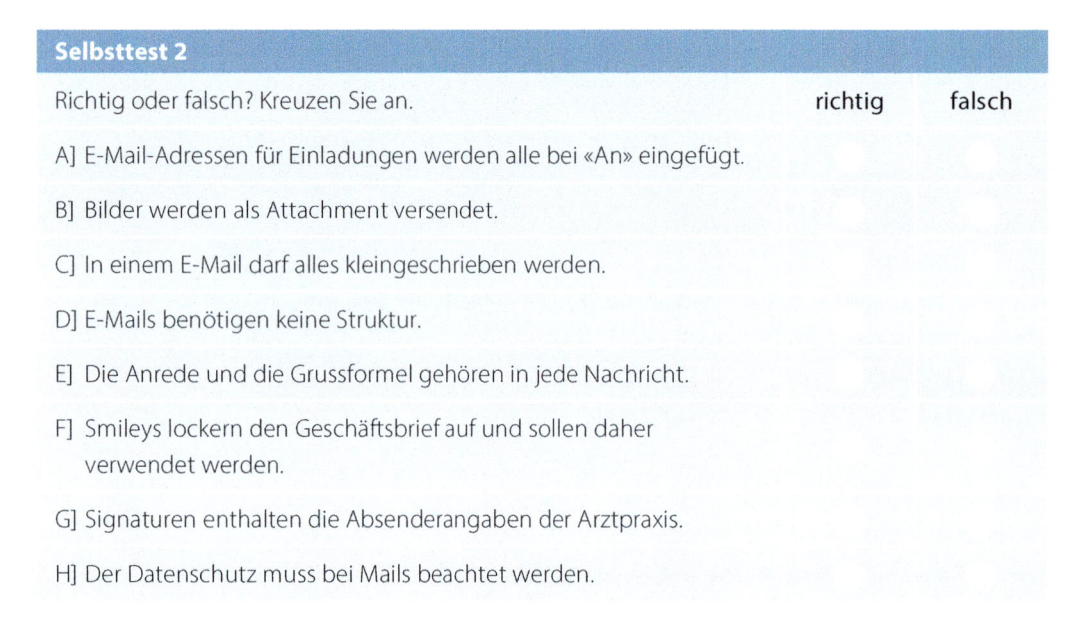

An: hans.mueller@hin.ch
Betreff: Notfalldienstverschiebung

Guten Tag Herr Müller

Den Notfalldienst vom nächsten Wochenende übernimmt Herr Dr. med. Karl Frehner. Er ist unter der Telefonnummer 044 215 15 30 erreichbar.

Freundliche Grüsse

Dr. med. Christof Seger
Facharzt für Allgemeine Medizin

E-Mail ch.seger@hin.ch
Direkt +41 44 226 55 61

Selbsttest 2

Richtig oder falsch? Kreuzen Sie an.   richtig   falsch

A] E-Mail-Adressen für Einladungen werden alle bei «An» eingefügt.

B] Bilder werden als Attachment versendet.

C] In einem E-Mail darf alles kleingeschrieben werden.

D] E-Mails benötigen keine Struktur.

E] Die Anrede und die Grussformel gehören in jede Nachricht.

F] Smileys lockern den Geschäftsbrief auf und sollen daher verwendet werden.

G] Signaturen enthalten die Absenderangaben der Arztpraxis.

H] Der Datenschutz muss bei Mails beachtet werden.

1.5 Website als Informationsquelle

Das Internet ist das grösste Netzwerk der Welt. Es bietet unzählige Möglichkeiten. Es kann zum Beispiel als Informationsquelle genutzt werden. Man muss aber lernen, die Informationen auf Richtigkeit zu prüfen. Folgende Fragen helfen, die Glaubwürdigkeit von Webseiten zu prüfen:

- Wird die Website regelmässig aktualisiert?
- Sieht die Homepage professionell aus?
- Wird ein Autor genannt bzw. hat die Website ein Impressum?

In der Arztpraxis kann das Internet bei der Recherche folgender Themen nützlich sein:

Themen	Internetadresse
Schreibweise medizinischer Wörter	https://www.pschyrembel.de/
Schreibweise deutscher Wörter und Grammatik	https://www.duden.de/
Medikamenteninformationen (Stärke, Dosierung usw.)	https://compendium.ch/home/de
Informationen über Fachgebiete	https://www.doccheck.com/welcome
Informationen zur FMH	https://www.fmh.ch/
korrekte Adressen oder Postleitzahlen	https://www.post.ch/de/kundencenter/alle-online-dienste/plz-suche/info
Adressierung und Frankierung	https://www.post.ch/de https://local.ch
TARMED-Positionen	http://tarmed-browser.ch/de
medizinische Abkürzungen	https://www.medizinische-abkuerzungen.de/suche.html
sichere Kommunikation (Anbieter)	https://www.hin.ch/

Vernetzung
BÜRO, Internet

2 Medizinische Briefe ab Diktafon

2.1 Anwendungsbeispiele aus den verschiedenen Fachgebieten

In diesem Kapitel wird das Schreiben ab Diktafon erlernt. Zu verschiedenen Fachgebieten sind insgesamt 45 Angaben zu Diktatbriefen aufgelistet: Absender, Empfänger, Infozeile, das heisst: Angaben zum Patienten, sowie die darin vorkommenden «schwierigen Begriffe» und «Medikamente».

Die medizinischen Termini werden im Band «Medizinische Terminologie» erklärt.

Vernetzung
TERMI, Spezielle medizinische Fachterminologie

Zu folgenden Themen gibt es Vorlagen zu Diktatbriefen (schriftlich und digital als Sprachdatei):
- Stütz- und Bewegungsapparat
- Hautsystem
- Verdauungssystem
- Herz-, Kreislauf-, Lymphsystem
- Gynäkologie
- Angiologie
- urologisches System und Genitalsystem
- Rheumatologie
- Hormonsystem
- Nervensystem
- Onkologie
- Respirationssystem

Zur Überprüfung der Rechtschreibung und der Grammatik wird das integrierte Rechtschreibprogramm (F7) (siehe Schritt 19, S. 23, Schritt 25, S. 28) oder der Duden verwendet. Zum Nachschlagen von medizinischen Fachwörtern wählt man den pschyrembel.de oder das Wörterbuch medizinischer Fachbegriffe von Duden.

Aufgabe 5

A] Schreiben Sie die 45 Diktate ab dem MP3-Player (QR-Code).

B] Entnehmen Sie aus jedem der 45 Diktatbriefe die medizinischen Termini, schreiben Sie diese separat auf und übersetzen Sie diese anschliessend.

Leistungsbewertung zum Brief ab Diktafon

Die aktuelle und detaillierte Leistungsbewertung zum Brief ab Diktafon kann über nebenstehenden Link abgerufen werden.

Stütz- und Bewegungsapparat – Brief 1

Absender	Röntgeninstitut, Dr. med. Clara Sauter, Quellenweg 3, 9200 Gossau Tel. 071 963 21 47, röntgeninstitut.gossau@hin.ch, GLN 7632XXX654158
Empfänger	Dr. med. Felix Schuster, Orthopädie FMH, Flawilerstrasse 89, 9230 Flawil
Datum	aktuelles Datum
Infozeile	Kobler Jacqueline, 15.08.1956, Bahnhofweg 5, 9230 Flawil, SWICA 21.713
schwierige Begriffe	Subakromialraums Subskapularissehne Supraspinatusläsion Arthrotomogramm

Stütz- und Bewegungsapparat – Brief 2

Absender	Spital Grabs, Zentrale Notfallabteilung, Spitalstrasse 135, 9472 Grabs Tel. 081 772 81 81, notfallabteilung@spital.grabs.ch, GLN 7658XXX554589 Unterschrift: Dr. med. Willi Rapold
Empfänger	Dr. med. Max Truniger, Allgemeine Innere Medizin FMH, Schützenhaus 2, 9472 Grabs
Datum	aktuelles Datum
Infozeile	Fritsche Tim, 15.07.1985, Hirschenstrasse 18, 9472 Grabs, Zürich Vers. XX-234.890.56
schwierige Begriffe	Patellaluxation Trochleadysplasie
Medikamente	Clexane

Stütz- und Bewegungsapparat – Brief 3

Absender	Orthopädische Praxis am Schlossweiher, Dr. med. Stephanie Rheinöl-Fritze, Fachärztin für Orthopädie und Traumatologie, Schlossweiherweg 99, 4500 Solothurn Tel. 032 678 95 95, st_rheinöl-fritze@hin.ch, GLN 7859XXX324521
Empfänger	Dr. med. Heidi Zurfluh-Sonderegger, Fachärztin für Allgemeine Medizin FMH, Nelkenstrasse 8, 4512 Bellach
Datum	aktuelles Datum
Infozeile	Köppel Alexander, 07.10.1998, Glockenweg 47, 4512 Bellach, SUVA Aarau 23.4552.348
schwierige Begriffe	Meniskushinterhornruptur Bone Bruise bland Tracking
Medikamente	Tilur

Stütz- und Bewegungsapparat – Brief 4

Absender	Orthopädische Praxis am Schlossweiher, Dr. med. Stephanie Rheinöl-Fritze, Fachärztin für Orthopädie und Traumatologie, Schlossweiherweg 99, 4500 Solothurn Tel. 032 678 95 95, st_rheinöl-fritze@hin.ch, GLN 7859XXX324521
Empfänger	Dr. med. Marc Alpiger, Facharzt für Allgemeine Medizin FMH, Gartenlaubenstrasse 13, 4500 Solothurn
Datum	aktuelles Datum
Infozeile	Gerber Jasmin, 17.11.1975, Solothurnerstrasse 10, 4500 Solothurn, SWICA 58932.18
schwierige Begriffe	Labrumrekonstruktion Kapselshift

Stütz- und Bewegungsapparat – Brief 5

Layout	Seitenrand unten: 1 cm
Absender	Dr. med. Patrick Zahner, Facharzt für Orthopädie FMH, Rietstrasse 45, 8640 Rapperswil Tel. 055 896 88 45, zahner_patrick@hin.ch, GLN 7369XXX456789
Empfänger	Dr. med. Hans Frischknecht, Innere Medizin FMH, Haldenstrasse 415, 8640 Rapperswil
Datum	aktuelles Datum
Infozeile	Gerber Lukas, 23.09.1969, Zoostrasse 85b, 8640 Rapperswil
schwierige Begriffe	anteriores Impingement Kongruenz Spickelbildung Osteophyten Talushalsplastik

Stütz- und Bewegungsapparat – Brief 6

Absender	Spital Grabs, Zentrale Notfallabteilung, Spitalstrasse 135, 9472 Grabs, Tel. 081 772 81 81, notfallabteilung@spital.grabs.ch, GLN 7658XXX554589 Unterschrift: Dr. med. Willi Rapold
Empfänger	Dr. med. Max Truniger, Allgemeine Innere Medizin FMH, Schützenhaus 2, 9472 Grabs
Datum	aktuelles Datum
Infozeile	Wellauer Sandra, 10.12.1948, Schlossstrasse 19, 9472 Grabs
schwierige Begriffe	Hämarthrose ubiquitär
Medikamente	Aspirin

Stütz- und Bewegungsapparat – Brief 7

Layout	Seitenrand unten: 1 cm
Absender	Dr. med. Alois Inauen, Orthopädische Chirurgie und Traumatologie FMH, Gäbrisstrasse 14, 9050 Appenzell Tel. 071 866 96 14, alois.inauen@hin.ch, GLN 7601XXX658742
Empfänger	Dr. med. Christof Christiano, Allgemeine Innere Medizin FMH, Blumenstrasse 36, 9057 Weissbad
Datum	aktuelles Datum
Infozeile	Manser Ueli, 04.05.2000, Gontenbad 4, 9108 Gonten
schwierige Begriffe	Tendinopathie Jumper's Knee Patellapol Patellainsertion hyperintense Stretching-Instruktion

Stütz- und Bewegungsapparat – Brief 8

Layout	Seitenrand unten: 1 cm
Absender	Kinderspital St. Gallen, Notfallstation, Claudiusstrasse 6, 9006 St. Gallen Tel. 071 255 89 40, kispi_kssg@hin.ch, GLN 7658XXX884589 Unterschrift: Prof. Dr. med. Ruth Pfister
Empfänger	Dr. med. Erwin Eckehard, Kinder- und Jugendmedizin FMH, Zihlstrasse 150, 9016 St. Gallen
Datum	aktuelles Datum
Infozeile	Frischknecht Luana, 16.02.2019, Zihlstrasse 17, 9016 St. Gallen gesetzlicher Vertreter: Frischknecht Petra
schwierige Begriffe	Contusio capitis GCS 15 (P. < 3 %) enoral Organomegalien

Stütz- und Bewegungsapparat – Brief 9

Absender	Praxis für Chiropraktik, Dr. Felix Neuhauser, Chiropraktor SCG/ECU, Henauerstrasse 4, 9240 Uzwil Tel. 071 255 69 12, neuhauser@chiropraktik.ch, GLN 7601XXX896547
Empfänger	Dr. med. Isabella Ochsenknecht, Fachärztin für Kinder und Jugendmedizin FMH, Wilderstrasse 12, 9230 Flawil
Datum	aktuelles Datum
Infozeile	Fischer Luca, 04.02.20XX (3), Flawilerstrasse 158, 9230 Flawil gesetzlicher Vertreter: Fischer Gabriela
schwierige Begriffe	Fibromatosis colli Plagiozephalie Sternokleidomastoidei zervikookzipitalen Manubrium hochzervikale Kopforthese Reklination SCM

Stütz- und Bewegungsapparat – Brief 10

Absender	Klinik Pyramide am Berg, Hand- und Wiederherstellungschirurgie FMH, Bergstrasse 101, 4001 Basel Tel. 061 523 58 98, pyramide@amberg.ch, GLN 7601XXX963665 Unterschrift: Dr. med. Jan Zucchero, Oberarzt und Dr. med. Nicole Wille, Assistenzärztin
Empfänger	Haus zur Rose, Dres. med. C. und M. Friedrich, Allgemeine Innere Medizin FMH, Wassergasse 21, 4001 Basel
Datum	aktuelles Datum
Infozeile	Fuchs Bernhard, 05.05.1965, Melonenstrasse 1, 4001 Basel
schwierige Begriffe	Smith-Fraktur ORIF mit palmarer POS Aptus 2,5 mm Titan Orthoflex-Handgelenksmanschette
Medikamente	Novalgin Gtt. Eprotan Mepha Pantozol Brufen Dafalgan Redoxon

Stütz- und Bewegungsapparat – Brief 11

Layout	Seitenrand unten: 1 cm
Absender	Dr. med. Alois Inauen, Orthopädische Chirurgie und Traumatologie FMH, Gäbrisstrasse 14, 9050 Appenzell Tel. 071 866 96 14, alois.inauen@hin.ch, GLN 7601XXX658742
Empfänger	Dr. med. Hans Innerhofer, Allgemeine Innere Medizin FMH, Bahnhofstrasse 15, 9056 Gais
Datum	aktuelles Datum
Infozeile	Keller Peter, 04.02.1997, Schulhausstrasse 3, 9056 Gais
schwierige Begriffe	Lig. collaterale radiale MCP Dig. III Os metacarpale Twin-Tape-Verband

Hautsystem und Dermatologie – Brief 12

Absender	Kantonsspital St. Gallen, Departement Innere Medizin, Prof. Dr. med. Karl Weber, Fachbereich Infektiologie, 9007 St. Gallen Tel. 078 494 11 11, spital_kssg@spital.ch, GLN 7658XXX214589
Empfänger	Dr. med. Wolfgang Peterer, Innere Medizin FMH, Alte Bahnhofstrasse 19, 9000 St. Gallen
Datum	aktuelles Datum
Infozeile	Pfister Karl, 05.06.1953, Gartenlaube 4, 9000 St. Gallen, SWICA 2.276.564
schwierige Begriffe	Exkoriation Borrelia burgdorferi Acrodermatitis atrophicans

Hautsystem und Dermatologie – Brief 13

Absender	Dr. med. Marco Rechsteiner, Facharzt für Dermatologie FMH, Waldweg 4, 8015 Schlieren Tel. 044 945 82 82, rechsteiner@hin.ch, GLN 7128XXX896317
Empfänger	Dr. med. Matthias Seiler, Facharzt für Innere Medizin FMH, Einkaufsstrasse 41, 8903 Birmensdorf
Datum	aktuelles Datum
Infozeile	Kempf Patrizia, 14.08.1958, Pfalzstrasse 210, 8903 Birmensdorf
schwierige Begriffe	Alopecia areata Capillitiums Ophiasis-Typ Pityriasis capitis simplex retroaurikulär parietotemporal Point noir Pull-Test Naevi pigmentosi partim subtotalis
Medikamente	Salazopyrin Concor Calcimagon Dermovate Scalp Capillitium I-Soft Shampoo Physiogel A. I. Creme Augenlider

Hautsystem und Dermatologie – Brief 14

Absender	Kantonsspital Frauenfeld, Abteilung Dermatologie, Dr. med. Philipp Holderegger, Pfaffenholzweg 2, 8500 Frauenfeld Tel. 052 821 12 12, spital@frauenfeld.ch, GLN 7601XXX632145
Empfänger	Dr. med. Volker Germann, Facharzt für Innere Medizin FMH, Frauenfelderstrasse 15, 8500 Frauenfeld
Datum	aktuelles Datum
Infozeile	Bichsel Silke, 16.03.1978, Weberstrasse 5, 8500 Frauenfeld, Concordia 467.123.00
schwierige Begriffe	Rhinokonjunktivitis bland
Medikamente	Yasmin Pille

Verdauungssystem – Brief 15

Absender	Dr. med. Marc Edinson, Facharzt für Gastroenterologie FMH, Löwenstrasse 14, 8001 Zürich Tel. 044 653 25 52, marc.edinson@hin.ch, GLN 7458XXX698541
Empfänger	Dr. med. Ilda Panzerotti, Innere Medizin FMH, Schlauchstrasse 16, 8180 Bülach
Datum	aktuelles Datum
Infozeile	Roffler Ivan, 23.05.1955, Baselstrasse 39, 8180 Bülach
schwierige Begriffe	Ileokoloskopie Ösophagogastroduodenoskopie BBPS Grad 3 SGG-Richtlinien
Medikamente	Diamicron Glucophage Symbicort Ventolin Propofol

Verdauungssystem – Brief 16

Absender	Dr. med. Marc Edinson, Facharzt für Gastroenterologie FMH, Löwenstrasse 14, 8001 Zürich Tel. 044 653 25 52, marc.edinson@hin.ch, GLN 7458XXX698541
Empfänger	Dr. med. Roman Kreyenbühl, Allgemeine Innere Medizin FMH, Kirchgasse 3, 9200 Gossau
Datum	aktuelles Datum
Infozeile	Gerster Sandra, 01.03.1995, Schwalbenstrasse 15, 9200 Gossau, Atupri 669.33.22
schwierige Begriffe	Borborygmi BBPS Grad 3 Calprotectin
Medikamente	Cotrim forte Dafalgan Novalgin Propofol

Verdauungssystem – Brief 17

Absender	Dr. med. Rolf Scherrer, Innere Medizin FMH, Bahnhofstrasse 22, 5000 Aarau Tel. 062 892 22 33, rolf.scherrer@hin.ch, GLN 7601XXX176017
Empfänger	Kantonsspital Aarau, Dr. med. Pascal Schlumpf, Chefarzt Chirurgie, 5001 Aarau
Datum	aktuelles Datum
Infozeile	Meier-Binggeli Erika, 15.05.1962, Ahornweg 45, 5024 Küttigen, Tel. 062 834 22 89, Helsana 156.347.25 halbprivat
schwierige Begriffe	Cholezystolithiasis Hypercholesterinämie
Medikamente	Sortis Buscopan

Verdauungssystem – Brief 18

Absender	Universitätsspital Zürich, Klinik für Medizin, Dr. med. Robert Gassner, Tramstrasse 96, 8000 Zürich Tel. 044 123 56 89, unispital@spital.ch, GLN 7601XXX030123 Unterschrift: Dr. med. Robert Gasser, Leitender Arzt, Dr. med. Isa Müller, Assistenzärztin
Empfänger	Dr. med. Dominic Egli, Facharzt für Innere Medizin FMH, Mühlistrasse 12, 8426 Lufingen
Datum	aktuelles Datum
Infozeile	Ackermann Levin, 07.08.2001, Rainstrasse 7, 8426 Lufingen ZH, Tel. 043 722 45 92
schwierige Begriffe	Mononukleose Restless-Legs-Syndrom EBV-NA1-IgG CMV-Infekt
Medikamente	Adartrel Ponstan Novalgin

Verdauungssystem – Brief 19

Absender	Klinik St. Peter, Abteilung Chirurgie, Dr. med. Fritz Jäger, Steigstrasse 120, 8200 Schaffhausen Tel. 052 642 78 78, klinik@sankt.peter.ch, GLN 7601XXX785200 Unterschrift: Dr. med. Fritz Jäger, Chefarzt, med. pract. Urs Wille, Assistenzarzt
Empfänger	Dr. med. David Kilchberger, Innere Medizin FMH, Schweizerbildstrasse 7, 8200 Schaffhausen
Datum	aktuelles Datum
Infozeile	Bürer Stefan, 12.12.1942, Schwertstrasse 14, 8200 Schaffhausen, Concordia Schaffhausen 238.432.88
schwierige Begriffe	B2011.29148 Intrakutannaht
Medikamente	Dafalgan 1 g Tabletten Novalgin 500 mg Gtt. Importal Lösung 200 ml Laxoberon Gtt. Clexane 80 mg Fertigspritzen Marcoumar 3 mg Tabletten

Herz-, Kreislauf-, Lymphsystem – Brief 20

Absender	Dr. med. Andreas Hartmann, Kardiologie FMH, Bachstrasse 15, 8610 Uster Tel. 044 940 12 12, andreas.hartmann@spitaluster.ch, GLN 7896XXX589632
Empfänger	Dr. med. Michael Kuster, Facharzt für Innere Medizin FMH, Wagerenhofstrasse 23, 8610 Uster
Datum	aktuelles Datum
Infozeile	Schwitter Karin, 20.07.19XX (20), Berndorfweg 18, 8610 Uster, SWICA 11.2345
schwierige Begriffe	HOCN TGA hypertroph-obstruktive Kardiomyopathie Mesosystolikum Phänotyp
Medikamente	Asacol Betasa

Herz-, Kreislauf-, Lymphsystem – Brief 21

Absender	Spital Wil, Kardiologische Klinik, Wilerstrasse 12, 9500 Wil Tel. 071 914 63 63, spitalwil@kardiologie.ch, GLN 7601XXX896687 Unterschrift: Dr. med. Cornelia Kuster, Oberärztin, med. pract. Daniela Kunz, Assistenzärztin
Empfänger	Dr. med. August Kreyenbühl, Allgemeine Innere Medizin FMH, Fürstenlandstrasse 12, 9500 Wil
Datum	aktuelles Datum
Infozeile	Schweizer Julius, 03.05.1949, Pfalzstrasse 23, 9500 Wil, Helsana St. Gallen 120-45/632
schwierige Begriffe	Angio-Seal-Einlage KDOQI-Stadium II OAK ACS RIVA RCX Drug-eluting Balloon LVEF ostiale sPAP MIPS
Medikamente	Liquemin N Morphin Aspirin Plavix Atacand Nebilet Torem Sortis Corvaton Nexium

Herz-, Kreislauf-, Lymphsystem – Brief 22

Absender	Dr. med. Rolf Scherrer, Innere Medizin FMH, Bahnhofstrasse 22, 5000 Aarau Tel. 062 892 22 33, rolf.scherrer@hin.ch, GLN 7601XXX176017
Empfänger	PD Dr. med. Michael Zuber, Kardiologie FMH, Bahnhofstrasse 8, 4663 Aarburg
Datum	aktuelles Datum
Infozeile	Rufer-Meier Oskar, 31.03.1954, Zeughausstrasse 44, 5600 Lenzburg Tel. 062 891 35 39, Helsana Aarau 7.256.325
schwierige Begriffe	Anterolisthesis Klinik Barmelweid Bigeminus
Medikamente	Aspirin Cardio Selipran Zestoretic

Herz-, Kreislauf-, Lymphsystem – Brief 23

Absender	Universitätsspital Zürich, Innere Medizin, Notfallstation, Dr. med. Nicola Kälin, Tramstrasse 96, 8000 Zürich Tel. 044 123 56 89, unispital@spital.ch, GLN 7601XXX030303
Empfänger	Dr. med. Ivo Sutter, Facharzt Allgemeine Innere Medizin FMH, Waldeggstrasse 12, 8142 Uitikon Waldegg
Datum	aktuelles Datum
Infozeile	Hauser Max, 11.11.19XX (70), Birmensdorferstrasse 4, 8142 Uitikon Waldegg
schwierige Begriffe	Restless-Legs-Syndrom Arteria femoralis VES R-Progression
Medikamente	Seresta Sifrol Atacand

Gynäkologie – Brief 24

Absender	Luzerner Kantonsspital, Frauenklinik, Obere Spitalstrasse 5, 6000 Luzern 2 Tel. 041 285 60 40, frauenklinik@ksl.ch, GLN 7608XXX439701 Unterschrift: Dr. med. David Künzler, Oberarzt, Dr. med. Adrian Müllner, Assistenzarzt
Empfänger	Dr. med. Tom Baumann, Facharzt Gynäkologie und Geburtshilfe FMH, Sonnenberg 12, 6010 Kriens
Datum	aktuelles Datum
Infozeile	Maurer Silja, 07.11.1989, Zellstrasse 12, 6003 Luzern, CSS Luzern 308-55-174
schwierige Begriffe	Rhesus positiv Anhydramnion HBs-AG neg. anti HBc IgG/IgM neg. HIV IAKAG neg. CMV IgM neg. PDA CTG Kiwi-Vakuumextraktion I. voHHL APGAR pHart. pHven.
Medikamente	Co-Amoxicillin Misoprostol Syntocinon Coyote Maltofer Dafalgan Olfen Disp. Pantoprazol Actavis Medis

Gynäkologie – Brief 25

Absender	Radiologie Nordost, Dr. med. Lorenz Reichert, Zihlstrasse 15, 5000 Aarau Tel. 062 369 36 36, nordost@nordost.ch, GLN 7601XXX894218
Empfänger	Dr. med. Sibylle Glauser, Gynäkologie und Geburtshilfe FMH, Talstrasse 12, 5040 Schöftland
Datum	aktuelles Datum
Infozeile	Stricker Elisa, 04.08.1990, Feldacker 34, 5040 Schöftland, Agrisano Brugg 560.529.82
schwierige Begriffe	Brustdrüsenparenchym BI-RADS 1 ACR C

Angiologie – Brief 26

Absender	Dr. med. Robert Fritsche, Facharzt für Angiologie FMH, Gartenlaube 5, 8400 Winterthur Tel. 042 855 89 63, r.fritsche@hin.ch, GLN 7652XXX841256
Empfänger	Dr. med. Philipp Rohner, Allgemeine Innere Medizin FMH, Bergweg 17, 8403 Winterthur
Datum	aktuelles Datum
Infozeile	Müller Susanne, 12.05.1967, Bachstrasse 5, 8403 Winterthur
schwierige Begriffe	supragenikulären vertebragenen

Urogenitalsystem – Brief 27

Absender	Kantonsspital Uri, Urologische Klinik, Dr. med. Susanna Stricker, Kaiserallee 5, 6460 Altdorf Tel. 041 265 89 56, urologischeklinik@kantspit.ch, GLN 7418XXX641258
Empfänger	Praxis Sonnenhof, Dr. med. Marc Strittmatter, Facharzt Allgemeine Innere Medizin FMH, Sonnenhof 5, 6460 Altdorf
Datum	aktuelles Datum
Infozeile	Signer Regula, 10.03.1972, Bachblütenstrasse 67, 6460 Altdorf, KPT 5443.663.11
schwierige Begriffe	Pyelonephritis acuta i. v.-Antibiose Pyelonephritiden
Medikamente	Tienam Augmentin Dafalgan

Urogenitalsystem – Brief 28

Absender	Universitätsspital Zürich, Klinik für Nephrologie, Dr. med. Ivan Wadislav, Tramstrasse 96, 8000 Zürich Tel. 044 123 56 89, unispital@spital.ch, GLN 7601XXX030123 Unterschriften: Dr. med. Ivan Wadislav, Leitender Arzt, Dr. med. Marc Zbinden, Assistenzarzt
Empfänger	Praxis am Torbogen, Dr. med. Rolf Sachser, Facharzt Allgemeine Innere Medizin FMH, Spelterinistrasse 52, 8048 Zürich
Datum	aktuelles Datum
Infozeile	Züger Tom, 18.04.19XX (60), Altstetterstrasse 7, 8048 Zürich, Tel. 079 555 44 33, SWICA 987654.23
schwierige Begriffe	Hyperparathyreoidismus TUR-P/B mit Famorubicin-Frühinstallation Famorubicin-Frühinstallation Einlage Doppel-J-Katheter frustran Rektusdiastase COX-2-Inhibitoren HLA-Allosensibilisierung eFGR
Medikamente	Ceftriaxon Ferinject Renvela Filmtabl. Amlodipin Axapharm Torem Vi-De 3 Tropfen Transipeg forte Pulver Aranesp Inj. Lös.

Rheumatologie – Brief 29

Absender	Dr. med. Fabian Amrhyn, Facharzt für Rheumatologie FMH, Solothurnerstrasse 38, 4600 Olten Tel. 058 896 45 78, r.sachser@hin.ch, GLN 7601XXX396875
Empfänger	Dr. med. Kurt Bollhalder, Facharzt für Allgemeine Medizin FMH, Martin-Disteli-Weg 1, 4600 Olten
Datum	aktuelles Datum
Infozeile	Kestenholz Andreas, 07.11.1961, Marktgasse 8, 4600 Olten, Arcosana 19.20357
schwierige Begriffe	Enteropathische Spondyloarthritis Uveitis Sakroiliitis HLA-B27 Tragus-Wand-Abstand Ott-Zeichen
Medikamente	Arcoxia Moclo A Dafalgan Budesonid Azathioprin

Hormonsystem – Brief 30

Absender	Dr. med. Tim Bischofberger, Endokrinologie, Diabetologie FMH, Allmendweg 146a, 6362 Stansstad Tel. 041 666 15 12, tim.bischofberger@hin.ch, GLN 7539XXX579513
Empfänger	Dr. med. Fabienne Imhof, Allgemeine Medizin FMH, Bahnhofstrasse 28, 6374 Buochs
Datum	aktuelles Datum
Infozeile	Hürlimann Martina, 02.02.1994, Hofstrasse 1, 6374 Buochs
schwierige Begriffe	Autoimmunthyreoiditis Typ Hashimoto Selentherapie Anti-TPO-Antikörper

Hormonsystem – Brief 31

Absender	Universitätsspital Zürich, Klinik für Medizin, Dr. med. Robert Gassner, Tramstrasse 96, 8000 Zürich Tel. 044 123 56 89, unispital@spital.ch, GLN 7601XXX030123
Empfänger	Dr. med. Giulio Anderegg, Facharzt für Innere Medizin FMH, Urdorferstrasse 12, 8952 Schlieren
Datum	aktuelles Datum
Infozeile	Weber Lukas, 14.03.1951, Bernstrasse 7, 8952 Schlieren, Helsana 604-377.32
schwierige Begriffe	Podagra Acute-on-chronic-Niereninsuffizienz Schlafapnoesyndrom Basis-Bolus-Insulinschema
Medikamente	Metformin Aspirin Cardio Allopurinol Trittico Sifrol Amlodipin Isoket-Spray Halcion Lantus 20 E Novorapid E

Nervensystem – Brief 32

Absender	Hirslanden Klinik Kilchberg, Medizinische Klinik, Prof. Dr. med. Elisa Korner, 8802 Kilchberg Tel. 044 716 61 61, medizin@hirslanden.kilchberg.ch, GLN 7856XXX213589 Unterschrift: Prof. Dr. med. Elisa Korner, Chefärztin
Empfänger	Dr. med. Lars Mühlemann, Allgemeine Innere Medizin, Bahnhofstrasse 2, 8802 Kilchberg
Datum	aktuelles Datum
Infozeile	Hauser Dieter, 01.07.19XX (30), Wiesenweg 41, 8802 Kilchberg, Tel. 044 894 80 65
schwierige Begriffe	Amygdala-Sklerose tonisch-klonisch Temporallappen Grand-mal-Anfall

Nervensystem – Brief 33

Absender	Röntgeninstitut Zug, PD Dr. med. Guido Felder, Bahnhofplatz 14, 6300 Zug Tel. 041 383 78 78, röntgeninstitut.zug@hin.ch, GLN 7601XXX963217
Empfänger	Praxis Sonnenthal, Dres. med. S. und C. Eugster, Allgemeine Innere Medizin FMH, Freudenbergstrasse 17, 6330 Baar
Datum	aktuelles Datum
Infozeile	Schmid Noah, 07.10.1974, Chellenweyerweg 2, 6330 Baar, Swica 643.22.977
schwierige Begriffe	Neurokranium

Nervensystem – Brief 34

Absender	Stadtspital Triemli, Neurochirurgie, Dr. med. Pius Stäuble, Badenerstrasse 6, 8001 Zürich Tel. 044 320 23 24, neurochirurgie@triemli.ch, GLN 7601XXX547741
Empfänger	Dr. med. Alessio Germann, Allgemeine Innere Medizin FMH, Schaffhauserstrasse 171, 8302 Kloten
Datum	aktuelles Datum
Infozeile	Niedermann Fabio, 19.01.1969, Hamelinrainstrasse 17, 8302 Kloten, Tel. 044 864 12 12, Natel 079 666 55 22, KPT 789654.23
schwierige Begriffe	Fussheberparese Sequestrektomie py M4+ Lasègue Fenestration fecit
Medikamente	Nexium Novalgin Brufen

Nervensystem – Brief 35

Absender	Stadtspital Triemli, Neurochirurgie, Dr. med. Pius Stäuble, Badenerstrasse 6, 8001 Zürich Tel. 044 320 23 24, neurochirurgie@triemli.ch, GLN 7601XXX547741
Empfänger	Dr. med. Mara Suter Aebischer, Allgemeine Medizin FMH, Zürcherstrasse 12, 8135 Langnau
Datum	aktuelles Datum
Infozeile	Häfelfinger Anna-Maria, 12.12.1959, Breitenstrasse 5, 8135 Langnau, Tel. 044 310 25 35
schwierige Begriffe	Gamma-Knife-Therapie Perfusions-CT

Respirationssystem – Brief 36

Absender	Spital zur Insel, Schlaflabor, Dr. med. Claudio Zürcher, Inselstrasse 4, 8280 Kreuzlingen Tel. 071 345 56 56, schlaflabor@spital_insel.ch, GLN 7432XXX753215
Empfänger	Dr. med. Gilles Steinger, Allgemeine Innere Medizin FMH, Kirchgasse 47, 8280 Kreuzlingen
Datum	aktuelles Datum
Infozeile	Jansen Lucia, 30.05.1965, Haldenweg 6, 8280 Kreuzlingen, Tel. 071 678 90 90, SWICA 2.908.765
schwierige Begriffe	ESS 13/24 Angle I Mallampati II Isthmus faucium Webbing velares Score Epworth Sleepiness Scale

Respirationssystem – Brief 37

Absender	Spital zur Insel, Schlaflabor, Dr. med. Claudio Zürcher, Inselstrasse 4, 8280 Kreuzlingen Tel. 071 345 56 56, schlaflabor@spital_insel.ch, GLN 7432XXX753215
Empfänger	Dr. med. Markus Risler, Allgemeine Innere Medizin FMH, Rathausplatz 12, 8280 Kreuzlingen
Datum	aktuelles Datum
Infozeile	Seitz Dolores, 14.10.1974, Gartenstrasse 85, 8280 Kreuzlingen, Sanitas 34-4556.966
schwierige Begriffe	schlaffragmentierend Adipositashypoventilations-Syndrom WHO-Grad II ABGA Leckage NIV-Therapie BGA Normokapnie CPAP Xerostomie pCO_2 pO_2 kPa sO_2 HCO_3 AHI

Respirationssystem – Brief 38

Layout	Seitenrand unten: 1 cm
Absender	Klinik für Oto-Rhino-Laryngologie, Dr. med. Peter Sturzenegger, Zugerstrasse 8, 6300 Zug Tel. 041 781 11 96, orl.zug@hin.ch, GLN 7601XXX936547
Empfänger	Dr. med. Silvio Wächter, Innere Medizin FMH, Kaltbacherstrasse 23, 6300 Zug
Datum	aktuelles Datum
Infozeile	Chai Köng Judith, 04.07.1944, Kirchgasse 16, 6300 Zug, Sana 24 667.443.6002-2
schwierige Begriffe	Basalzelladenokarzinom Glandula submandibularis supraomohyoidaler Neck Dissection pT1 pN1

Respirationssystem – Brief 39

Layout	Seitenrand unten: 1 cm
Absender	Klinik für Oto-Rhino-Laryngologie, Dr. med. Peter Sturzenegger, Zugerstrasse 8, 6300 Zug Tel. 041 781 11 96, orl.zug@hin.ch, GLN 7601XXX936547
Empfänger	Dr. med. Annemarie Lustenberger, Fachärztin Allgemeine Medizin FMH, Sinsachstrasse 74, 6330 Cham
Datum	aktuelles Datum
Infozeile	Walser James, 12.06.1985, Gartenweg 2, 6330 Cham
schwierige Begriffe	cT2 cN0 Gy (Einheitenzeichen für Gray: Strahlung) postdeglutitiv

Onkologie – Brief 40

Absender	See-Spital Erlenbach, Onkologische Klinik, Seestrasse 35, 8703 Erlenbach Tel. 044 915 98 98, onkologie_erlenbach@seespital.ch, GLN 7601XXX523691 Unterschrift: Dr. med. Mario Bachofner
Empfänger	Dr. med. Nick Wild, Facharzt für Innere Medizin, Graben 3, 8703 Erlenbach
Datum	aktuelles Datum
Infozeile	Hafner Oliver, 09.09.1962, Bahnhofstrasse 3, 8703 Erlenbach, Supra Lausanne 5996.33.67
schwierige Begriffe	Tumorboardbeschluss 15 MV-Photonentechnik uT2 uN1 cM0 TVT TUR-P Barrett-Ösophagus mit Aneuploidie 2-Gefäss-Erkrankung

Onkologie – Brief 41

Absender	Kantonsspital Aarau, Onkologische Klinik, Prof. Dr. med. Klaus Jung, Spitalstrasse 555, 5001 Aarau Tel. 062 789 63 25, onkolgie@ksa-aarau.ch, GLN 7589XXX894715
Empfänger	Dr. med. Christian Hermann, Innere Medizin FMH, Sonnmatte 12, 5004 Baden
Datum	aktuelles Datum
Infozeile	Bücheler Antonietta, 12.07.1939, Gallusstrasse 15, 5400 Baden
schwierige Begriffe	T2 N2/18 M0 ER 104 fmol PR 318 fmol Ablatio

Onkologie – Brief 42

Absender	Klinik Pyramide am Berg, Röntgendiagnostik, Nuklearmedizin, Bergstrasse 101, 4001 Basel Tel. 061 523 58 90, pyramide.amberg@hin.ch, GLN 7601XXX962335 Unterschrift: Dr. med. Walter Steinmeier, Oberarzt Radiologie, Dr. med. Anja Kern, Assistenzärztin
Empfänger	Dr. med. Carolina Hirscher, Allgemeine Innere Medizin FMH, Gartenlaube 12, 4001 Basel
Datum	aktuelles Datum
Infozeile	Federer Michaela, 01.01.1996, Bahnhofstrasse 151a, 4001 Basel, ÖKK E4557.22-6
schwierige Begriffe	Struma parenchymatosa et colloides Hemithyreoidektomie Trijodthyronin Thyroxin TSH basal pmol/l mU/l
Medikamente	Eltroxin

Onkologie – Brief 43

Absender	RX-Institut, Dr. med. Leona Zimmermann, Dr. med. Mauro Basso, Weggisgasse 44, 6004 Luzern Tel. 041 383 78 78, radiologie.luzern@hin.ch, GLN 7601XXX456321
Empfänger	Dr. med. Florian Haltner, Allgemeine Innere Medizin FMH, Friedberg 18, 6204 Sempach
Datum	aktuelles Datum
Infozeile	Korsch Riccardo, 08.06.1929, Eichenstrasse 14, 6204 Sempach, CSS 674-44-9552
schwierige Begriffe	apikal Interlob Lingualsegment hilomediastinaler Ureterostien Spina iliaca hypoense Azetabulumpfeiler

Onkologie – Brief 44

Absender	See-Spital Erlenbach, Onkologie, Seestrasse 35, 8703 Erlenbach Tel. 044 915 98 98, erlenbach@seespital.ch, GLN 7601XXX326875 Unterschrift: Dr. med. Mario Bachofner
Empfänger	Dr. med. Sebastien Wild, Facharzt für Innere Medizin FMH, Graben 3, 8703 Erlenbach
Datum	aktuelles Datum
Infozeile	Gafner Rudolf, 23.08.1972, Kappelistrasse 58b, 8703 Erlenbach
schwierige Begriffe	Primarius (ACUP) Stadium II b nach Fontaine Peritonealmetastasen PEG-Einlage
Medikamente	Folfirinox Ceftriaxon Fentanyl TTS Ulcogant Suspension Haldol Buscopan Dormicum

Onkologie – Brief 45

Absender	Universitätsspital Zürich, Klinik für Medizin, Dr. med. Robert Gassner, Tramstrasse 96, 8000 Zürich Tel. 044 123 56 89, medizin@unispital.zh.ch, GLN 7601XXX030123 Unterschrift: Dr. med. Robert Gassner, Leitender Arzt, Dr. med. Stephanie Müller, Assistenzärztin
Empfänger	Dr. med. Katja Scherrer, Fachärztin für Allgemeine Medizin FMH, Hardhofweg 5, 8424 Embrach
Datum	aktuelles Datum
Infozeile	Andreotti Ilona, 06.06.19XX (80), Dorfstrasse 21, 8424 Embrach
schwierige Begriffe	Barrett-Ösophagus KDOQI Cystitis purpulenta ERCP Precut-Papillotomie Standardpapillotomie CA 19-9 Heberden-Arthrose Dauer-OAK
Medikamente	Ceftriaxon Remeron Torem KCl Dragées Voltaren Gel

3 Medizinischer Kurzbrief

Auch der medizinische Kurzbrief wie zum Beispiel das Überweisungsschreiben oder das praxisinterne Schriftstück wie zum Beispiel Dokumente zum Qualitätssicherungssystem (QSS) sind Visitenkarten und die «formale Briefgestaltung» ist ein Aushängeschild für die Arztpraxis.

> Ein Brief muss gezielt wirken und eine überzeugende Einheit von Form und Inhalt bilden.

Der erste Eindruck entscheidet. Sauberkeit und rationelle Anordnung eines Brieftexts beeinflussen den Leser. Die Fachärzte (Spezialisten), die Ärztinnen im Spital, die Patienten, Partner im sozialen Bereich und in der Pharmaindustrie, aber auch Kollegen und Kolleginnen aus dem beruflichen und dem privaten Umfeld des Arbeitgebers erwarten, dass Schriftstücke (auf Papier oder E-Mail) aus der Arztpraxis stets in geeigneter Form, rechtzeitig und umfassend informieren.

Mit einem medizinischen Kurzbrief beziehungsweise mit einem Überweisungsschreiben oder mit einem praxisinternen Schriftstück werden Informationen übermittelt, die klar und treffend zu formulieren sind. Fehlende Informationen wirken sich nachteilig aus und führen allenfalls zu Missverständnissen und/oder Fehlentscheidungen.

Leistungsbewertung zum selbstständig verfassten Brief

Das aktuelle und detaillierte Raster zur Leistungsbewertung des selbstständig verfassten Briefs kann über nebenstehenden Link abgerufen werden.

3.1 Überweisungsschreiben

Befindet sich die Patientin in hausärztlicher Behandlung und soll wegen ihrer Erkrankung einem Spezialisten zugewiesen werden, stellt der Hausarzt ihm ein Überweisungsschreiben zu. In diesem Schreiben fasst der Hausarzt Befunde, Diagnosen und Massnahmen zusammen und ordnet weitere Untersuchungen an.

Umgekehrt fasst der Facharzt nach abgeschlossener Diagnostik und/oder Behandlung seine Arbeit, seine Befunde und Diagnosen sowie das weitere Prozedere in einem Schreiben zusammen und sendet es an den Zuweiser.

Mögliche Empfänger eines Überweisungsschreibens sind:
- Hausarzt
- Facharzt
- Spital oder Klinik
- Röntgeninstitut
- Therapeutinnen (Physiotherapie, Ergotherapie usw.)

Elemente eines Überweisungsschreibens

Die wichtigsten drei Elemente eines einwandfrei geschriebenen Briefs sind:
1. Darstellung – richtige Formatierung (siehe Kap. 1.3, S. 14)
2. korrekter Inhalt (Brieftext)
3. Briefstil

3 Medizinischer Kurzbrief

Abb. 14: Darstellung eines medizinischen Kurzbriefs

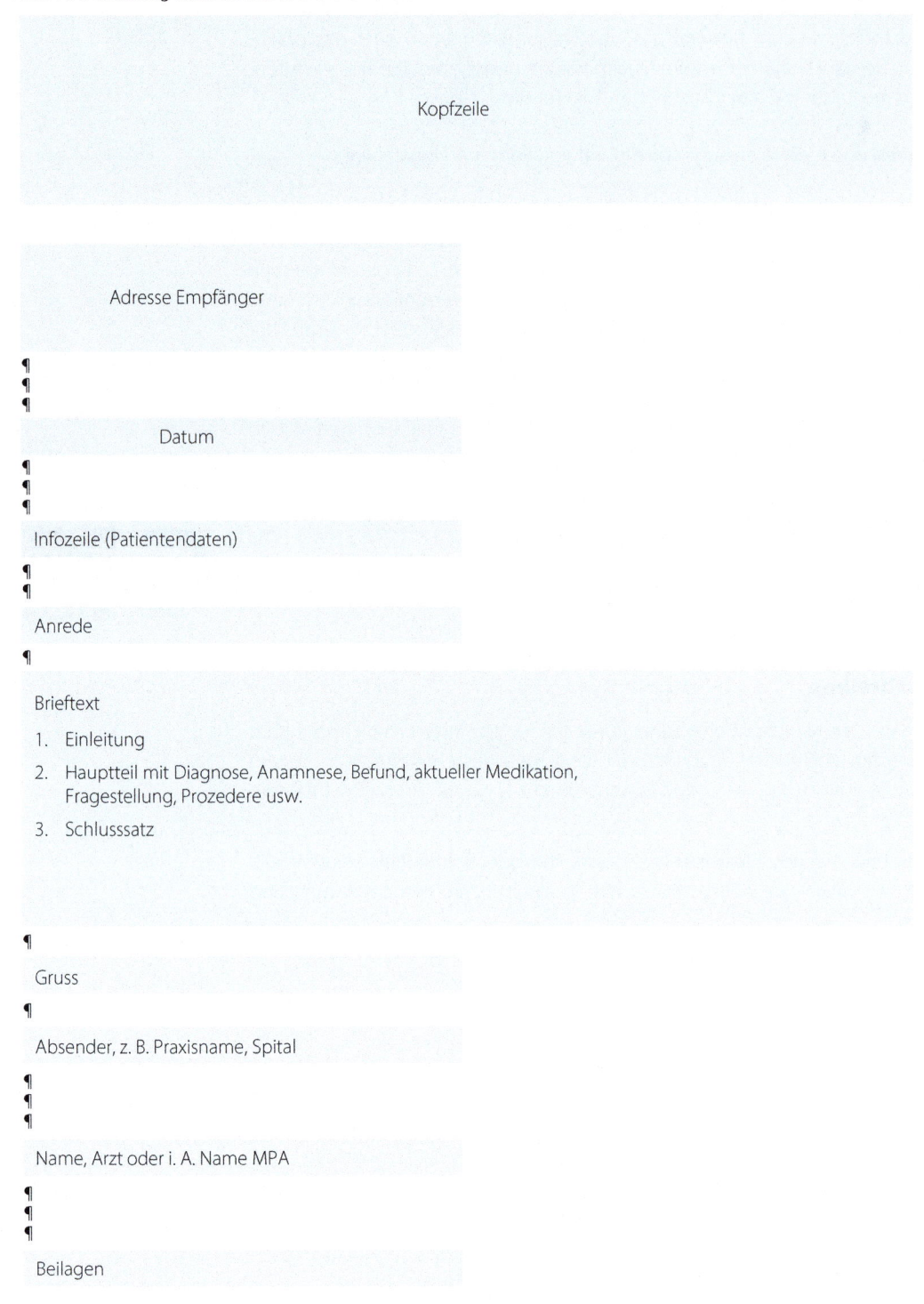

```
                        Kopfzeile


        Adresse Empfänger
¶
¶
¶
                Datum
¶
¶
¶
Infozeile (Patientendaten)
¶
¶
Anrede
¶
Brieftext
    1. Einleitung
    2. Hauptteil mit Diagnose, Anamnese, Befund, aktueller Medikation,
       Fragestellung, Prozedere usw.
    3. Schlusssatz


¶
Gruss
¶
Absender, z. B. Praxisname, Spital
¶
¶
¶
Name, Arzt oder i. A. Name MPA
¶
¶
¶
Beilagen
```

Kopfzeile

Die Darstellung der Kopfzeile entspricht dem medizinischen Brief ab Diktafon (siehe Schritt 8, S. 20).

Infozeile

Im medizinischen Kurzbrief werden die Patientendaten in der Infozeile vermerkt, so wie bereits im Diktatbrief gelernt (siehe Schritt 17, S. 23).

Anrede

Passende Anreden sind bereits im Teil «Medizinische Korrespondenz», Kap. 1.3, S. 36 beschrieben.

Einleitung

Die Einleitung im medizinischen Kurzbrief soll sowohl informierend wie auch animierend sein:

Beispiele

«Ich überweise Ihnen Sonja Ottiger, 23.09.19XX, …»

«Ich berichte Ihnen über Christian Stadler, 04.05.19XX, …»

«Wir bedanken uns für …»

Hauptteil

Im Hauptteil werden alle erforderlichen Angaben geschrieben. Sie werden unterteilt in:
- Diagnose (immer mit Aufzählzeichen auflisten)
- Anamnese und Befund (werden im Fliesstext geschrieben)
- Medikation
- Fragestellung
- Prozedere

Schlussteil

Im Schlussteil wird nochmals ein persönlicher Bezug zum Leser aufgenommen.

Beispiele

«Wir danken Ihnen für die weitere Betreuung der Patientin.»

«Wir bedanken uns für die gute Zusammenarbeit.»

«Wir hoffen, mit unseren Angaben behilflich zu sein.»

«Der Patient wird sich in den nächsten Tagen bei Ihnen melden.»

Folgende Inhaltspunkte und Überlegungen sollten mit dem Überweisungsschreiben beantwortet sein:
- Wurde der Termin bereits vereinbart?
- Wie ist die Patientin aufzubieten (telefonisch oder schriftlich)?
- Muss sich der Patient speziell vorbereiten (Medikamente einnehmen oder weglassen, nüchtern sein usw.)?
- Muss die Patientin begleitet werden bzw. für einen Transport sorgen?

Gruss

Der abschliessende Gruss muss zur Anrede passen (siehe Kap. 1.3.3, Anrede und Grussformel, S. 35).

3 Medizinischer Kurzbrief

Aufgabe 6

Überweisungsschreiben:
Erstellen Sie eine Anmeldung mit der Bitte um ein Aufgebot für ein CT des Abdomens.

Absender	Dr. med. Andrea Kaiser, Facharzt für Allgemeine Innere Medizin FMH
	Untereggstrasse 83, 6002 Luzern
	Tel. 041 245 42 42
	E-Mail andrea.kaiser@hin.ch, GLN 4500046324782
Empfänger	Kantonsspital Luzern, Ärztliche Leitung Radiologie
	Spitalstrasse 105, 6000 Luzern 16
Patient	Hunziker Angela, 27.03.19XX, Sonnmatte 12, 6010 Kriens
	Tel. privat 041 345 17 42, Sanagate 83.526.11
Datum	heutiges Datum
Beilage	aktuelle Laborwerte
KG-Auszug (Verlauf)	Konsultation von heute:
	Die Patientin leidet seit 10 Tagen unter diffusen Bauchschmerzen, keine Besserung auf Spasmolytikum und Analgetika. Die Laborwerte sind bland, keine Entzündungszeichen vorhanden, Urinstatus o. B.
	grosser Leidensdruck der Patientin

Aufgabe 7

A] Sie arbeiten auf der Radiologie im Kantonsspital Luzern. Die unten notierte Patientin wurde von ihrem Hausarzt zur jährlichen Kontroll-Computertomografie der Lendenwirbelsäule angemeldet.

Ihr Chef beauftragt Sie, die Patientin schriftlich aufzubieten, und gibt Ihnen dazu folgende Notizen:

- Patientin bekannt von letztjähriger Kontrolle
- CT-Termin: heute in zwei Wochen, 09.30 Uhr, Radiologie Haus B, 3. Stock
- Dauer: ca. 1½ Std., nach Untersuchung ca. 2 Std. nicht Auto fahren (Medikation Klaustrophobie)
- Alle vorhandenen Röntgenbilder mitbringen
- Kopie an Unfallversicherung
- Personalienblatt beilegen, ausgefüllt zu Kontrolle mitbringen
- darauf hinweisen: versäumte Termine werden verrechnet (bis spätestens 24 Std. im Voraus abmelden)

B] Begründen Sie, nach welchen Überlegungen Sie Daten aus der KG verwendet beziehungsweise weggelassen haben. Schreiben Sie 4 auf.

Absender	Kantonsspital Luzern, Radiologie, Chefarzt Dr. med. Adrian Fässler
	Spitalstrasse, 6004 Luzern, www.ksl.ch, Tel. 041 205 58 11
Hausarzt	Dr. med. Gabriel Ineichen, FMH Allgemeine Medizin, Dorfstrasse 22, 6010 Kriens

KG-Ansicht			
Name/Vorname	Lütolf-Gyger Vera	Adresse	Grabenweg 8
Geburtsdatum	29.03.1972	Wohnort	6010 Kriens
Ehefrau/-mann	Lütolf Markus	Tel. P	041 382 17 50
Beruf/Arbeitgeber	Detailhandels-angestellte	Tel. G	041 320 10 10
Krankenkasse	Sansan	Tel. M	079 534 84 38
Versicherung	Zürich, 6002 Luzern	AHV-Nr.	654.32.524.881
Diagnosen	• St. n. Diskushernie und Stabilisation • LWK 5 - S1 (20.05.2011)	Medikamente	Ponstan bei Bedarf
Allergien	Lactose	HA	siehe oben

Aufgabe 8

Erstellen Sie ein Überweisungsschreiben und melden Sie den Patienten im Zuger Kantonsspital für eine klinische Verlaufskontrolle mit Ergometrie und Echokardiographie an.

Absender	Dr. med. Marco Berger, Facharzt für Allgemeine Medizin FMH Zugerbergstrasse 12, 6314 Oberägeri Tel. 041 312 72 42 E-Mail marco.berger@hin.ch, GLN 4500046554778
Empfänger	Zuger Kantonsspital, Ärztliche Leitung Kardiologie Spitalstrasse 15, 6340 Baar
Patient	Amgarten Hanspeter, 15.07.19XX, Feldweg 32, 6314 Unterägeri Tel. privat 041 305 97 33, CSS 131-66-730
Datum	heutiges Datum
Diagnose	koronare 3-Gefässerkrankung (ED 06/2015)
KG-Auszug (Verlauf)	Konsultation von heute: Der Patient fühlt sich fit und beschwerdefrei. Guter AZ und EZ. BD 134/84 mmHg, Puls 74/min, regelmässig. Letztmals Kontrolle im Zuger Kantonsspital, Kardiologie, im Herbst 20XX. Der Patient wünscht wieder eine Kontrolle beim Kardiologen mit der Frage nach dem weiteren Verlauf.
aktuelle Medikation	Aspirin Cardio 100 mg 1-0-0, Atorvastatin 40 mg 1-0-0, Bilol 5 mg 1/2-0-0, Pantoprazol 20 mg 0-0-1

3 Medizinischer Kurzbrief

Aufgabe 9

Erstellen Sie einen medizinischen Kurzbrief.

Sandra Bürgi ist wegen immer wiederkehrender Kopfschmerzen zur Computertomografie des Schädels im kommenden August anzumelden. Die Patientin kann einen Termin nur von Mittwoch bis Freitag annehmen. Montags und dienstags hütet sie ihre Enkelkinder.

Das Aufgebot soll direkt an Sandra Bürgis Privatadresse geschickt werden. Das Formular über die Patienteninformationen hat Sandra Bürgi schon ausgefüllt und der Dienstleiterin Radiologie, Frau Bossert, geschickt.

Dr. med. Marco Flüeler bittet um eine Berichtskopie des CT.

Absender	Dr. med. Marco Flüeler, Facharzt für Innere Medizin FMH
	Schützenmatte 18b, 6362 Stansstad
	Tel. 041 610 15 25
	E-Mail m.flueeler@hin.ch, GLN 67011236782301
Patient	Bürgi Sandra, 12.05.1966, Talstrasse 4, 6372 Ennetmoos
	Tel. 041 620 90 66, CSS Stans
Empfänger	Kantonsspital Nidwalden, Radiologie
	Ennetmoosstrasse 34, 6370 Stans

Aufgabe 10

Erstellen Sie einen medizinischen Kurzbrief.

Melden Sie Rosa Emmenegger ins Röntgeninstitut zur Mammografie an. Die Aufnahmen müssen im Februar 20XX gemacht werden. Rosa Emmenegger ist berufstätig, daher braucht sie einen Nachmittagstermin. Terminaufgebot direkt Rosa Emmenegger zustellen. Bericht bitte an Dr. med. Dietrich Behrens und an den Hausarzt Dr. med. Pius Müller, Facharzt für Innere Medizin FMH, Schönenbergstrasse 12, 8016 Hirzel, senden.

Absender	Dr. med. Dietrich Behrens, Facharzt für Gynäkologie und Geburtshilfe FMH
	Florastrasse 16, 8805 Richterswil
	Tel. 043 443 12 90
	E-Mail d.behrens@hin.ch, GLN 67011138566709
Patientin	Emmenegger Rosa, 12.08.1970, In der Rüti 13, 8803 Rüschlikon
	Tel. 044 724 54 22, Swica 568.70.671.910
Empfänger	Röntgeninstitut Bellevue Zürich, Dr. med. Karl Burri
	Mühlebachstrasse 7, 8008 Zürich

Medizinische Korrespondenz 3 Medizinischer Kurzbrief

Aufgabe 11

Erstellen Sie einen medizinischen Kurzbrief.

Amelie Vogel ist die neue Hausärztin von Jacqueline Fehr und benötigt daher folgende Unterlagen möglichst rasch:

MRI-Befund 2014, Operationsbericht Appendektomie 2015, Austrittsbericht 2015, Histologiebericht 2018, Laborwerte der Untersuchungen 2017/2018, EKG- und LuFu-Befunde.

Info zur Darstellung der Unterlagen: Listen Sie die gewünschten Dokumente auf und versehen Sie diese mit Aufzählungszeichen.

Absender	Dr. med. Amelie Vogel, Fachärztin für Allgemeine Innere Medizin FMH
	Niederlenzerstrasse 42, 5608 Stetten AG
	Tel. 062 891 10 80
	E-Mail amelie.vogel@hin.ch, GLN 67011236615037
Patient	Fehr Jacqueline, 10.09.1976, Im Hardt 18, 5600 Ammerswil
	Mobile 078 200 29 12, Visana 756.9054.3412.11
Empfänger	Klinik zum Rathaus AG, Herr Dr. med. Claudio Moser
	Sägestrasse 6, Postfach, 5600 Lenzburg 2

Aufgabe 12

A] Der unten aufgeführte Patient (KG-Ansicht) wurde nach einem Unfall mit dem Mountainbike vom Notfallarzt Dr. med. Christian Beck behandelt.

Informieren Sie den Hausarzt des Patienten über die Notfallbehandlung. Folgende Arztnotizen erhalten Sie:

- Unfallhergang, Untersuchungen und Behandlungen anhand KG-Eintrag
- Tetanusimpfung und Schmerzmedikamente erwähnen
- Prozedere gemäss KG-Eintrag
- Arbeitsunfähigkeit (AUF) 100 % ab tt.mm.jjjj, Zeugnis ausgestellt
- Kopie an SUVA Luzern

B] Begründen Sie, nach welchen Überlegungen Sie Daten aus der KG-Ansicht verwendet beziehungsweise weggelassen haben. Schreiben Sie 4 auf.

Absender	Dr. med. Christian Beck, Arzt für Allgemeine Medizin FMH
	Schlossberg 22, 6390 Engelberg
	Tel. 041 310 15 11
	E-Mail ch.beck@doc.ch, EAN-Nr. 7601000273365
Empfänger	Dr. med. Wolfang Kaiser, Fenkernstrasse 12, 6010 Kriens

3 Medizinischer Kurzbrief

KG-Ansicht

Name/Vorname	Schwerzmann Leander	Adresse	Amlehnstrasse 8
Geburtsdatum	10.06.1990	Wohnort	6010 Kriens
Ehefrau/-mann	Christen Annemarie	Tel. P	041 320 17 70
Beruf	Elektroinstallateur	Tel. G	041 280 43 45
Arbeitgeber	Frey + CIE, Kriens	Tel. M	079 775 84 08
Krankenkasse	CSS, Luzern	AHV-Nr.	756.8874.1812.59
Versicherung	SUVA Luzern, Fluhmattstr. 1	IV-Nr.	342.984.74.883
Diagnosen	• mediale Claviculafraktur re • Rissquetschwunde re Hand	Medikamente	Ponstan 500 mg bis 3 × 1/Tag

Auszug aus der KG

tt.mm.jjj: Pat. kommt notfallmässig nach Sturz mit dem Mountainbike, Talfahrt Brunni:

1. Stufenbildung über Schlüsselbein, schmerzhafte Bewegungseinschränkung gesamter Schultergürtel rechts. Röntgen: mediale Claviculafraktur → Rucksackverband.
2. Verschmutzte Rissquetschwunde Handinnenfläche rechts → Wundversorgung mit 10 Stichen. Auffrischung Tetanus mit Tetagam P 0,5 ml. Ponstan bei Schmerzen bis 3 × 500 mg täglich.

ad 1. Kontrolle des Rucksackverbands in den nächsten 3 Tagen
ad 2. Verbandwechsel mit Schulterkontrolle, Fadenentfernung in circa 10 Tagen

Aufgabe 13

A] Erstellen Sie einen Patientenbrief. Alice Weisshaupt war am tt.mm.jjjj (vor 3 Tagen) für einen Check-up in der Sprechstunde. Die Laboranalysen ergaben einen erniedrigten Wert des Ferritins (Depot-Eisen). Deshalb soll die Patientin mit dem Eisen-Präparat «Gyno-Tardyferon» therapiert werden.

Ihre Chefin beauftragt Sie, dies der Patientin in einem Schreiben zu erklären, und gibt Ihnen folgende Notizen:

- Resultat mitteilen, Ferritinwert vom tt.mm.jjjj: 24 µg/l (Normalwert: 50 bis 200 µg/l)
- Patientin beruhigen, muss sich keine Sorgen machen
- Gyno-Tardyferon, 1 × tägl. 1 Depot-Dragée morgens, vor den Mahlzeiten mit Flüssigkeit ganz schlucken
- Bis zur nächsten Kontrolle (abgemacht in 1 Monat) einnehmen
- Dann Kontrolle Eisengehalt
- Medikament bereit, während den Praxisöffnungszeiten (definieren Sie selbst) abholen
- Bei Fragen Kontakt aufnehmen
- Kopie an Hausarzt

Weitere relevante Angaben entnehmen Sie den Patientenstammdaten.

B] Begründen Sie, nach welchen Überlegungen Sie Angaben von den Patientenstammdaten verwendet bzw. weggelassen haben. Schreiben Sie 3 auf.

Medizinische Korrespondenz 3 Medizinischer Kurzbrief

Absender	Dr. med. Sandra Huber, FA für Gynäkologie und Geburtshilfe FMH
	Allenwindenstrasse 6, 6345 Neuheim
	Tel. 041 768 12 10
	E-Mail s.huber@hin.ch

Auszug Patientenstammdaten			
Name/Vorname	Weisshaupt Alice	Adresse	Grafenau 1
Geburtsdatum	04.02.1978	Wohnort	6300 Zug
Tel. P	041 711 10 32	AHV-Nr.	654.52.369.743
Tel. M	079 750 98 45	Arbeitgeber	Trimas AG, Cham
Krankenkasse	Swica HNO, Zug	Vers.-Nr.	326.213.741
Unfallversicherung	AXA Winterthur	Police	62-48221.3
Diagnose	St. n. Hämorrhoidektomie 12/2019	Hausarzt	Sprengipraxis E'brücke

Aufgabe 14

Erstellen Sie einen medizinischen Kurzbrief.

Informieren Sie Robert Zindel über die bevorstehende jährliche SUVA-Vorsorgeuntersuchung der Mitarbeitenden der Firma Inauen Strassenbau AG. Durchgeführt werden ein Röntgenbild der Lunge sowie Blut- und Urinuntersuchungen.

Der Termin ist auf Montag, 12.11.20XX, um 08.00 Uhr festgelegt. Bitte um pünktliches Erscheinen. Sollte der Termin nicht passen, bitte möglichst rasch telefonisch Kontakt mit der Praxis aufnehmen.

Absender	Dr. med. Ulrich Badertscher, Facharzt für Innere Medizin FMH
	Mattenweg 18, 8610 Uster
	Tel. 044 945 12 45
	E-Mail u.badertscher@hin.ch, GLN 67011236789120
Patient	Mitarbeitende der Firma Inauen Strassenbau AG
Empfänger	Inauen Strassenbau AG, Herr Robert Zindel, Personalchef
	Turbinenstrasse 7, 8610 Uster

3 Medizinischer Kurzbrief

Aufgabe 15

Erstellen Sie einen Serienbrief. Die Vorgehensweise finden Sie im Band «Grundlagen Bürokommunikation, Kapitel 22.1, Seriendruck erstellen» beschrieben.

Schreiben Sie den Patientinnen und Patienten der PRAXICA, Dres. med. M. Miller und A. Dubois:

- Wünschen Sie den Patientinnen und Patienten ein frohes und besinnliches Weihnachtsfest und ein gutes neues Jahr.
- Geben Sie die Öffnungszeiten über Weihnachten 20XX und Neujahr 20XX bekannt.

Die Briefvorlage zum Lösen dieser Aufgabe kann über nebenstehenden Link abgerufen werden.

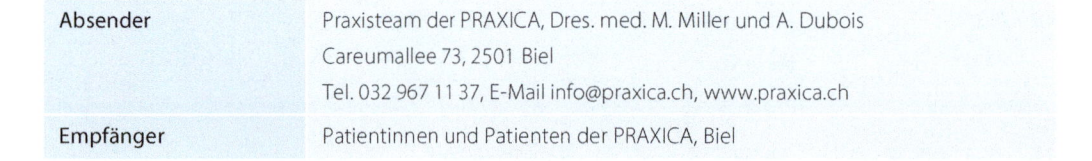

Absender	Praxisteam der PRAXICA, Dres. med. M. Miller und A. Dubois
	Careumallee 73, 2501 Biel
	Tel. 032 967 11 37, E-Mail info@praxica.ch, www.praxica.ch
Empfänger	Patientinnen und Patienten der PRAXICA, Biel

Vernetzung
BÜRO, Word, Seriendruck

Aufgabe 16

Erstellen Sie einen Kurzbrief.

Schreiben Sie der Immobilienverwaltung eine Anfrage nach zusätzlichen Praxisparkplätzen.

Zu den zwei bestehenden benötigen Sie deren vier zusätzlich, wovon einer davon ein Parkplatz für Ihre Patienten mit Behinderung werden soll. Die Verwaltung soll das Angebot der vier zusätzlichen Parkplätze inkl. deren Beschriftung innert 30 Tagen einreichen. Weisen Sie in Ihrem Schreiben noch darauf hin, dass die neuen Parkplätze nahe am Eingang Ihrer Praxis sein müssen, und begründen Sie dies möglichst stichhaltig, damit die Verwaltung darauf eingeht.

Absender	Dr. med. Martin Krohn, Facharzt für Gynäkologie und Geburtshilfe FMH
	Gotthardstrasse 18, 8800 Thalwil
	Tel. 044 720 12 43
	E-Mail m.krohn@hin.ch, GLN 67011236112340
Empfänger	Swiss Immobilien Verwaltung, René Zellweger
	Feldstrasse 58, Postfach, 8800 Thalwil 1

3.2 Arztzeugnis

Ein Arztzeugnis hat insbesondere für den Arbeitgeber eine grosse Bedeutung. Es ist Voraussetzung für den Anspruch des Arbeitnehmers auf Lohnfortzahlung oder gilt in einer arbeitsrechtlichen Streitigkeit als Beweisstück. Ausserdem kann sich eine während einer Arbeitsunfähigkeit ausgesprochene Kündigung einer Arbeitnehmerin durch Vorlage eines Arztzeugnisses als nichtig erweisen. Daraus ergibt sich, dass ein Arztzeugnis nicht nur einmalig eine Krankheit oder einen Unfall attestiert, sondern in der Arbeitswelt eine Vielzahl von Konsequenzen nach sich ziehen kann. Es ist deshalb von entscheidender Bedeutung, das Arztzeugnis korrekt und einwandfrei auszustellen. Dies nicht zuletzt auch im Interesse des ausstellenden Arztes.

Aus Datenschutzgründen ist es wichtig zu klären, ob die Patientin mit einer detaillierten Diagnose im Zeugnis einverstanden ist. Ansonsten ist die Diagnose folgendermassen zu umschreiben:

- «Ist wegen Krankheit bei uns in Behandlung …»
- «Ist wegen eines Unfalls bei mir in Behandlung …»
- «Ist aus medizinischen Gründen arbeitsunfähig …»

Es gibt verschiedene Arten von Arztzeugnissen, zum Beispiel:

- zur Bestätigung der Arbeitsfähigkeit oder der Arbeitsunfähigkeit (Vordruck)
- als Dispens (z. B. Turndispens)
- als Gesundheitsattest (z. B. Aufnahme in eine Pensionskasse)
- zur Bescheinigung des Gesundheitszustands für die Krankenkasse oder die Unfallversicherung
- für die Versicherung
- zur Bescheinigung des Gesundheitszustands für den Militärdienst

Ein Arztzeugnis ist eine Urkunde. Wer eine falsche Urkunde erstellt, der verletzt zum einen die Standesordnung der FMH (Artikel 34), begeht aber, wenn sie oder er es vorsätzlich oder eventualvorsätzlich tut, auch den Tatbestand des falschen Zeugnisses (StGB Artikel 318). Letzteres wird mit einer Freiheitsstrafe von bis zu drei Jahren bestraft.

Aufgabe 17

Erstellen Sie ein Arztzeugnis. Die Briefvorlage zum Lösen dieser Aufgabe kann über nebenstehenden Link abgerufen werden.

Dr. med. Antoine Dubois gibt Ihnen den Auftrag, für Hutter Gerda ein ärztliches Zeugnis zu schreiben. Angaben für diesen Auftrag entnehmen Sie aus dem nachfolgenden KG-Auszug der Patientin (unten).

Gerda Hutter besucht regelmässig das Fitnessstudio TopFit. Vor zwei Tagen hat sie an einem Segelturn auf dem Bodensee eine Radiusfraktur erlitten. Unter den gegebenen Umständen ist es Gerda Hutter nicht möglich, das Fitness zu besuchen. Sie braucht nun eine Bestätigung für die Zeit vom 10.06.20XX bis zum 14.07.20XX, damit sie ein Time Stop (Unterbruch des Fitnessabos) auslösen kann.

Name	Hutter Gerda	Geb.-Datum	04.07.19XX	Rö Nr.	12357
Adresse	Blumenstrasse 2	Tel. P	031 328 00 40	Grösse	162 cm
PLZ Ort	3010 Bern	Mobile	076 983 38 48	Gewicht	64 kg
		Tel. G	031 325 00 01		
Arbeitgeber	Globus Bern				
KK	Sanitas Bern				

3 Medizinischer Kurzbrief

Aufgabe 18

Erstellen Sie ein Arztzeugnis. Die Briefvorlage zum Lösen dieser Aufgabe kann über nebenstehenden Link abgerufen werden.

Dr. med. Milena Miller erteilt Ihnen den Auftrag, für Frei Joel ein ärztliches Zeugnis zu erstellen. Angaben für diesen Auftrag entnehmen Sie aus dem KG-Auszug des Patienten (unten).

Joel Frei besucht die Oberstufe im Schulhaus Reben 25 in Nidau. Seine Klasse fährt vom 03.03.20XX bis zum 10.03.20XX ins Skilager nach Laax. Beim Patienten haben sich die epileptischen Anfälle in letzter Zeit gehäuft. Joel Frei kann aus gesundheitlichen Gründen nicht am Skilager teilnehmen.

Name	Frei Joel	Geb.-Datum	13.08.20XX	RX-Nr.	20678
Adresse	Hauptstrasse 4	Tel. P	079 681 45 23	Grösse	178 cm
PLZ Ort	2560 Nidau	Tel. G		Gewicht	72,5 kg
Arbeitgeber	Schüler				
KK	Agrisano Biel				

3.3 Kostengutsprachegesuch (KoGu)

Mit einer vom Garanten (Krankenkassen, Versicherungen) erteilten Kostengutsprache (Vergütungsbestätigung) wird die Kostenübernahme gegenüber einem Leistungserbringer (Arzt, Spital oder Therapeutin) bestätigt. In der Regel bemüht sich der behandelnde Arzt um die Kostengutsprache. Das heisst, der Arzt klärt ab, ob die anfallenden Behandlungs- oder Therapiekosten von der Versicherung der Patientin übernommen werden.

Allerdings gehören Abklärungen zu anfallenden Arztkosten sowie zur Kostenübernahme durch die Versicherung zu den Patientenpflichten. Es besteht kein automatisches Anrecht auf Kostenübernahme, wenn die Patientin nicht im Besitz einer persönlichen Kostengutsprache ist. Will die Patientin zu 100 % sicherstellen, dass die geplante Leistung (Behandlung) von ihrer Versicherung übernommen wird, muss sie eine persönliche Kostengutsprache einverlangen. Das geht einfach, indem sie eine Kopie der Kostengutsprache ihres behandelnden Arztes zusammen mit der Bitte um eine persönliche Bestätigung an ihre Versicherung (Krankenkasse) schickt.

Häufig übernehmen Versicherer Operationen, Therapien, Kuren oder spezielle Medikamente, die nicht als «Pflichtleistungen» aufgeführt sind, nur dann, wenn eine Kostengutsprache vorliegt.

Aufgabe 19

Erstellen Sie im Auftrag von Dr. med. Antoine Dubois ein Kostengutsprachegesuch. Die Briefvorlage zum Lösen dieser Aufgabe kann über nebenstehenden Link abgerufen werden.

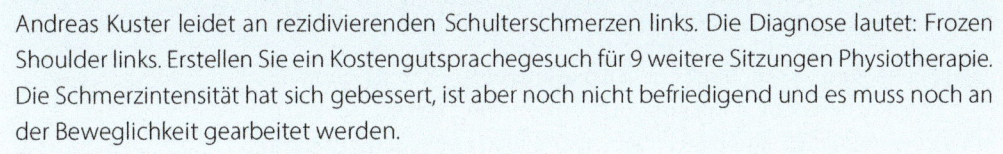

Andreas Kuster leidet an rezidivierenden Schulterschmerzen links. Die Diagnose lautet: Frozen Shoulder links. Erstellen Sie ein Kostengutsprachegesuch für 9 weitere Sitzungen Physiotherapie. Die Schmerzintensität hat sich gebessert, ist aber noch nicht befriedigend und es muss noch an der Beweglichkeit gearbeitet werden.

Therapie	Physiotherapie am See
	Gottfried-Keller-Strasse 25, 2563 Ipsach
	Tel. 032 677 20 30
	E-Mail physio@amSee.ch
Empfänger	Helsana Krankenkasse
	Bümplizstrasse 174, 3018 Bern
Patient	Kuster Andreas, 19.03.19XX, Bahnhofstrasse 78, 2563 Ipsach
	Helsana Krankenkasse 198-1234-23

Aufgabe 20

Erstellen Sie ein Kostengutsprachgesuch.

Christine Gruber leidet unter einer obstruktiven Lungenerkrankung und braucht deshalb vorübergehend eine O_2-Therapie. Die Lungenliga Uster stellt ihr das Gerät zur Verfügung und instruiert Christine Gruber persönlich vor Ort. Damit die Kosten durch die Krankenkasse SWICA gedeckt sind, muss ein Kostengutsprachegesuch eingereicht werden.

Absender	Dr. med. Urs Bruderer, Facharzt für Pneumologie FMH
	Mühlebachweg 18, 8610 Uster ZH
	Tel. 044 952 45 78
	E-Mail u.bruderer@hin.ch, GLN 6702236968110
Empfänger	SWICA Krankenkasse
	Römerstrasse 4, 8401 Winterthur
Patient	Gruber Christine, 07.12.19XX, Rosengartenstrasse 89, 8610 Uster ZH
	SWICA Krankenkasse 109.345.987

3.4 Flyer

Nicht jede Information oder Ankündigung in der Arztpraxis wird mit einem Brief versandt. Eine Möglichkeit ist, die Patientinnen und Patienten mit einem Flyer zu informieren. Dieser kann beispielsweise im Wartezimmer aufgelegt, auf der Website veröffentlicht oder in der Arztpraxis aufgehängt werden.

Der Flyer wird auf dem Briefpapier der Arztpraxis mit dem Logo auf maximal einer A4-Seite geschrieben. Schriftgrösse und Schriftart entsprechen dem Standardlayout. Einfache und kurze Sätze schaffen Klarheit. Bilder können ergänzt werden. Mit einem kreativen, aber einfach gehaltenen Design kann die Information schnellstmöglich erfasst werden.

Aufgabe 21

Diese Aufgabe dürfen Sie in Form eines Briefs als Aushang im Wartezimmer oder am Empfang der Praxis erstellen. Sie dürfen die Form jedoch auch frei wählen, zum Beispiel in der Form eines Flyers Grösse A4 mit oder ohne eingefügtes Bild.

Die Praxis von Dr. med. Martin Krohn zieht um.

Wohin? In die Praxisgemeinschaft «Gesundheitspraxis am See», Seefeldstrasse 34, 8800 Thalwil
Wann? In den 2 Wochen vom 02.12.20XX bis zum 15.12.20XX

Warum? Synergien im Praxisalltag nutzen. Die moderne Praxisinfrastruktur ist für alle ein grosser Nutzen. Zum Beispiel bringt die enge Zusammenarbeit von Spezialärzten und Hausärztinnen Effizienz und tiefere Kosten.

Das Praxisteam ist ab 19. Dezember 20XX – am neuen Ort – wieder für Patienten einsatzbereit. Für langjähriges Vertrauen danken und der Freude Ausdruck verleihen, die Patienten am neuen Ort zu begrüssen.

Dr. med. Martin Krohn und das Praxisteam

Absender	Dr. med. Martin Krohn, Facharzt für Gynäkologie und Geburtshilfe FMH
	Gotthardstrasse 18, 8800 Thalwil
	Tel. 044 720 12 43
	E-Mail m.krohn@hin.ch, GLN 67011236112340
Empfänger	Patientinnen und Patienten der Praxis Dr. Krohn

Aufgabe 22

Erstellen Sie im Auftrag von Dr. med. Rainer Fürst, Allgemeine Medizin FMH, Zürichstrasse 12, 6006 Luzern, einen Flyer für die Grippeimpfung.

Ein Exemplar möchte er an die «Patienten-Info-Wand» hängen, eines auf seiner Website veröffentlichen und mehrere Ausdrucke im Wartezimmer auflegen.

Dr. Fürst möchte damit seine Patienten informieren. Er empfiehlt die Grippeimpfung und ist daran interessiert, möglichst viele Impfungen zu verabreichen.

Mögliche Inhalte:
- Begriff: saisonale Grippe
- Symptome
- idealer Zeitpunkt für Impfung: Mitte Oktober bis Mitte November
- Wer soll sich impfen lassen? Für wen ist die Impfung nicht geeignet?
- Mit welchen Nebenwirkungen muss gerechnet werden?
- Dauer Impfschutz
- Möglichkeit erwähnen, sich in der Praxis zu einem Pauschalpreis impfen zu lassen, auch ohne Voranmeldung
- Hygienemassnahmen
- Wann übernimmt die Krankenkasse die Kosten?

Informieren Sie sich im Internet, z. B. auf www.impfengegengrippe.ch, www.bag.admin.ch

3.5 Schriftliche Patientenanweisung oder Merkblatt zur Beratung

Eine gute Patienteninformation beziehungsweise -instruktion erfolgt sachlich, kompetent und empathisch über die direkte Kommunikation und wird durch die schriftliche Kommunikation gefestigt. Auf einem Merkblatt beziehungsweise einer Patientenanweisung sind die wichtigsten Elemente einer Instruktion zusammengefasst. Zur visuellen Unterstützung können Bilder, Grafiken oder Tabellen eingefügt werden. Beim Verfassen sind die Regeln der Verständlichkeit besonders wichtig: Der Text muss in kurzen Sätzen mit geläufigen Wörtern verfasst und in logisch aufeinanderfolgende Abschnitte gegliedert sein.

Patientenanweisungen sind nach den Praxisstandards (Corporate Identity) zu verfassen: mit Praxislogo, Anschrift und Telefonnummer der Arztpraxis, mit einheitlichen Vorgaben zur Schriftart und Schriftgrösse für Text sowie Kopf- und Fusszeile (siehe Kap. 1.3, Briefdarstellung, S. 14). Hervorhebungen werden entweder durch Fettdruck, Kursivschreibung oder Unterstreichen deutlich gemacht.

Beispiele von schriftlichen Patienteninformationen sind: Vorbereitung zur Gastroskopie, Vorbereitung zur Koloskopie, Patienteninformation zur Antabusabgabe, Merkblatt zum 24-Stunden-Sammelurin, Information zur Bronchoskopie, Anweisung zur Inhalationstherapie und so weiter.

Vernetzung
THERA, LZ 5.3.1 Patienteninstruktion

Abb. 15: Beispiel einer Patientenanweisung

Dr. med. Milena Miller, Fachärztin Pädiatrie FMH
Dr. med. Antoine Dubois, Facharzt Allgemeine Innere Medizin FMH

PRAXICA
Allgemeine Innere Medizin und Pädiatrie

Tel. +41 32 967 11 37
www.praxica.ch
info@praxica.ch
GLN 7601XXX271082
ZSR-Nr. X006521

Careumallee 73
2501 Biel/Bienne

Patientenanweisung für eine Check-up-Untersuchung ab dem 50. Lebensjahr

Name des Patienten
....

Geschätzte Patientin, geschätzter Patient

Sie haben am .... um 08.00 Uhr einen Termin zum Check-up in unserer Praxis.

In diesem Schreiben informieren wir Sie über die Untersuchung und weisen Sie auf Wichtiges hin.

Informationen zur Vorbereitung

- Bitte kommen Sie am Tag des Check-ups nüchtern zu uns in die Praxis. Das heisst, ab 20.00 Uhr des Vorabends dürfen Sie nicht mehr essen und nur noch Wasser ohne Kohlensäure, Tee ohne Zucker oder Honig bzw. Kaffee ohne Milch und Zucker trinken.
- Kommen Sie mit einer vollen Blase zu uns in die Praxis.

Informationen zum Ablauf

- Nehmen Sie am Tag des Check-ups alle vom Arzt verordneten Medikamente wie gewohnt ein.
  (Ausnahme: keine Schilddrüsenmedikamente)
- Beim Check-up ab 50 Jahren werden folgende Untersuchungen durchgeführt:
  - Blut- und Urinkontrolle
  - Gewicht und Länge
  - Blutdruckmessung und Puls
  - Elektrokardiogramm (EKG)
  - Röntgen der Lunge
  - Instruktion zum Hämoccult (Stuhlbluttest) bzw. zur Probegewinnung zu Hause
  - Abtasten und Abhorchen von Lunge und Bauch, Inspektion der Augen, Gehörprüfung, neurologische Untersuchung usw.
  - beim Mann: Abtasten der Prostata

Information zum Zeitaufwand

- Für den Check-up müssen Sie ca. 45 Minuten einrechnen.
- Für den nachfolgenden Besprechungstermin reservieren Sie bitte 30 Minuten. Den Termin vereinbaren wir am Tag des Check-ups.

Bitte geben Sie uns sofort Bescheid, wenn Sie den Check-up-Termin nicht einhalten können.
Haben Sie Fragen oder gibt es Unklarheiten, dann rufen Sie uns an.

Freundliche Grüsse
Ihr Praxisteam der PRAXICA

© 2019, Verlag Careum   Formular Nr. 225   Patientenanweisung

Aufgabe 23

Erstellen Sie eine Patientenanweisung bzw. ein Merkblatt für die Vorbereitung zur Koloskopie. Der Patient bereitet sich mit dem Medikament Moviprep® Pulver auf die Untersuchung vor. Recherchieren Sie im Internet unter «Vorbereitung für eine Dickdarmspiegelung mit Moviprep®». Verwenden Sie dazu die Briefvorlage der PRAXICA (Dr. med. Antoine Dubois).
Die Briefvorlage zum Lösen dieser Aufgabe kann über nebenstehenden Link abgerufen werden.

Aufgabe 24

Sichtbares Blut im Stuhl löst Angst aus. Zum Glück sind meist eher harmlose Erkrankungen wie Magen-Darm-Infekte, Darmpolypen, Hämorrhoiden, Ulcera ventriculi oder chronisch-entzündliche Darmerkrankungen die Ursache. In jedem Fall gilt: Blut im Stuhl sollte immer ärztlich abgeklärt werden. Erstellen Sie eine Patientenanweisung bzw. ein Merkblatt für den Hämoccult-Stuhltest. Recherchieren Sie dazu in Ihren Lehrbüchern oder im Internet.
Die Briefvorlage zum Lösen dieser Aufgabe kann über den Link von Aufgabe 19 abgerufen werden.

Aufgabe 25

Was tun im Todesfall? Innert kurzer Zeit sind viele Entscheidungen zu treffen, Verschiedenes muss organisiert werden und zahlreiche offizielle Stellen sind zu benachrichtigen. Stellen Sie einen Flyer zusammen, der den Hinterbliebenen die nötigen organisatorischen Schritte aufzeigt. Recherchieren Sie dazu im Internet.
Die Briefvorlage zum Lösen dieser Aufgabe kann über den Link von Aufgabe 19 abgerufen werden.

3.6 Dokumente zur Aufhebung des Datenschutzes

3.6.1 Einverständniserklärung

Nur der betroffene (urteilsfähige) Patient selbst kann die rechtswirksame Einwilligung zu einem (invasiven) Eingriff geben. Dazu ist der Patient über den Eingriff aufzuklären. Die Aufklärung muss in einer für den Patienten verständlichen Sprache erfolgen – allenfalls mit Unterstützung eines Dolmetschers (Patientenrecht). Der Umfang einer Aufklärung ist von der Dringlichkeit und der Komplexität des Eingriffs abhängig. Zur Aufklärung gehören zum Beispiel:

- Angaben über die Erkrankung (Diagnose), Prognosen und Folgen
- Behandlungsvarianten
- Dringlichkeit der Behandlung: Vor- und Nachteile
- Risiken und allfällige Nebenwirkungen

> Die Information zu einem Eingriff erfolgt so, dass der Patient vor der Einwilligung genügend Zeit zum Nachdenken hat.

Zu einem risikoarmen, ambulanten Eingriff in der Arztpraxis können die Aufklärung sowie das Einverständnis dazu mündlich erfolgen. Bei grösseren Eingriffen oder Eingriffen, die mit Risiken verbunden sind (z. B. Gelenkpunktionen), wird dem Patienten allenfalls zusätzlich zum aufklärenden Gespräch eine schriftliche Information abgegeben.

Zudem besteht für die Ärztin die Möglichkeit, über die Einverständniserklärung Informationen vom Patienten einzuholen. Sie kann den Patienten Fragen zu Medikation, Diagnosen und bestehenden infektiösen Krankheiten (z. B. HIV, HBV) direkt auf dem Informationsblatt beantworten lassen.

Der Patient bestätigt mit seiner Unterschrift, die Information erhalten zu haben, sowie die Richtigkeit seiner Angaben. Der Patient erhält dann eine Kopie davon.

Abb. 16: Beispiel einer Patienteneinwilligung mit Risiko-Check

---

PRAXICA
Allgemeine Innere Medizin und Pädiatrie

Dr. med. Milena Miller, Fachärztin Pädiatrie FMH
Dr. med. Antoine Dubois, Facharzt Allgemeine Innere Medizin FMH

Tel. +41 32 967 11 37
www.praxica.ch
info@praxica.ch
GLN 7601XXX271082
ZSR-Nr. X006521

Careumallee 73
2501 Biel/Bienne

Aufklärung und Einwilligung zur Grippeimpfung

Name des Patienten

Geburtsdatum des Patienten

Geschätzte Patientin, geschätzter Patient

Sie haben einen Termin zur Grippeimpfung am: _____
Vorab soll Sie dieser Flyer informieren und über allfällige Nebenwirkungen aufklären.

Das Bundesamt für Gesundheit (BAG) empfiehlt Menschen ab dem 65. Altersjahr sowie Menschen mit Vorerkrankungen, Schwangeren und Bewohnern von Pflegeheimen die alljährliche Grippeimpfung.

Geimpft wird in der Regel in den Monaten Oktober und November – oder zu einem späteren Zeitpunkt. Die Grippeimpfung schützt nicht vollumfänglich vor einer Grippeerkrankung. Beim gesunden Erwachsenen jedoch kann das Risiko, an einer Grippe zu erkranken, um 70 – 90 % gesenkt werden.

Der Grippeimpfstoff enthält drei oder vier Stämme von inaktivierten Grippeviren.
Die Grippeimpfung schützt somit vor Grippe, nicht aber vor Erkältung.

Mögliche Komplikationen der Impfung sind: Rötung, Schmerz und Schwellung an der Einstichstelle, Druckschmerz oder «schwerer Arm». Die Symptome klingen in der Regel bereits nach wenigen Stunden, spätestens nach zwei Tagen ab.

Selten kommt es nach einer Grippeimpfung zu einer starken allergischen Reaktion mit Nesselausschlag und/oder allergischem Asthma. In diesem Fall müssen Sie sich sofort bei uns oder bei einem Notfallarzt melden!

Beantworten Sie bitte die folgenden Fragen

	ja	nein
• Sind Allergien bekannt?	☐	☐
• Ist eine Eiweissallergie bekannt?	☐	☐
• Haben Sie Fieber? Zeigen sich andere Krankheitszeichen?	☐	☐
• Leiden Sie an einer Gerinnungsstörung?	☐	☐
• Nehmen Sie blutgerinnungshemmende Medikamente ein?	☐	☐
• Sind Sie an HIV oder Hepatitis B oder Hepatitis C erkrankt?	☐	☐
• Wurden Sie von uns genügend informiert und sind alle Fragen geklärt?	☐	☐
• Sind Ihnen die möglichen Komplikationen einer Grippeimpfung bekannt?	☐	☐
• Haben Sie alle Fragen verstanden und wahrheitsgetreu beantwortet?	☐	☐

Wenn Sie die letzten drei Fragen mit Ja beantwortet haben und mit der Durchführung einer Grippeimpfung einverstanden sind, unterschreiben Sie bitte hier:

Ort/Datum _____   Unterschrift Patient _____

© 2019, Verlag Careum   Formular Nr. 210   Einverständniserklärung

> **Aufgabe 26**
>
> Erstellen Sie eine Aufklärung mit integrierter Einverständniserklärung zu einer Gastroskopie. Schauen Sie in Ihrer Lehrpraxis, ob ein solches Schreiben bereits vorhanden ist. Falls ja, orientieren Sie sich an diesem. Falls nein, recherchieren Sie im Internet.
>
> Die Briefvorlage zum Lösen dieser Aufgabe kann über nebenstehenden Link abgerufen werden.

Datenschutz

Datenschutz bedeutet Schutz des Bürgers vor Beeinträchtigungen seiner Privatsphäre durch unbefugte Erhebung, Speicherung und Weitergabe seiner Daten. Mit einer von der Patientin unterzeichneten Entbindung vom Datenschutz (Vollmacht) kann der Arzt vom Arztgeheimnis beziehungsweise vom Datenschutz entbunden werden.

> **Vernetzung**
> ADMIN 2, LZ 1.4.2 Patientendaten erfragen und prüfen, Arztgeheimnis und Datenschutz

Patientenvollmacht und Patientenverfügung

In den beiden ähnlich klingenden Wörtern stecken zwei völlig unterschiedliche Arten von Vollmachten. Nebst dem Recht, über medizinische Belange zu entscheiden, kann in einer Vollmacht eine Vertrauensperson beauftragt werden, stellvertretend zu handeln, zu entscheiden und Verträge abzuschliessen sowie finanzielle Angelegenheiten zu regeln.

3.6.2 Patientenvollmacht

Mit einer Patientenvollmacht wird das Recht, über die eigenen Behandlungen und Eingriffe zu entscheiden, wenn man dazu nicht mehr selbst in der Lage ist, einer anderen Person übertragen. Der Bevollmächtigte wird damit zu einem Stellvertreter, der für eine andere Person eine Willenserklärung abgeben darf. Beim Verfassen einer Patientenvollmacht ist Folgendes zu beachten beziehungsweise aufzuführen:

- persönliche Daten:
  Die Vollmachtgeberin und der Bevollmächtigte müssen eindeutig identifizierbar sein, und zwar durch Nach- und Vornamen, Geburtsdatum, Anschrift und Sozialversicherungs-Nummer.
- zeitliche Begrenzung:
  Beim Ausfüllen der Vollmacht muss zwingend das aktuelle Datum eingesetzt werden.
  Die Patientenvollmacht ist für den Zeitraum auszustellen, in dem die Vollmachtgeberin nicht mehr in der Lage ist, selbst zu entscheiden (für eine kurze Zeit oder für immer).
- inhaltliche Begrenzung:
  Die Vollmachtgeberin muss Grenzen aufführen. Das heisst, es sind jene Wünsche möglichst genau aufzuschreiben, über die der Bevollmächtigte entscheiden soll.
- eigenhändige Unterschrift der Vollmachtgeberin:
  Eine Vollmacht ist nur gültig, wenn sie von der Vollmachtgeberin eigenhändig unterschrieben ist. Eine Beglaubigung durch den Notar ist nicht notwendig, lässt aber Zweifel an der Gültigkeit gar nicht erst aufkommen.

==Der Bevollmächtigte muss über den Inhalt der Vollmacht in einem persönlichen Gespräch aufgeklärt werden und sein Einverständnis dazu mit seiner Unterschrift auf der Vollmacht bekunden.==

Abb. 17: Beispiel einer Patientenvollmacht

Patientenvollmacht

Ich, Hanne Huber, 08.08.1944, Haldenstrasse 14, 6023 Rothenburg, Soz.-Vers.-Nr. 756.1234.5678.7

bevollmächtige meine Tochter Julia Huber, 02.04.1974, Habsburgerstrasse 15, 6000 Luzern sowie meinen Sohn Lars Huber, 07.09.1976, Haldenstrasse 14, 6023 Rothenburg

durch diese Patientenvollmacht mit der Aufgabe, alle medizinischen Entscheidungen gegenüber Ärzten und Behörden zu treffen, wenn ich dazu selbst für eine unbestimmte Zeit oder endgültig nicht in der Lage bin.

Ärzte sowie medizinische Einrichtungen werden vollumfänglich von ihrer Schweigepflicht gegenüber den von mir genannten bevollmächtigten Personen entbunden.

Meine beiden Bevollmächtigten dürfen im Rahmen dieser Vollmacht Einsicht in Krankenakten nehmen und haben folgende Wünsche zu befolgen:

- Keine Reanimation vornehmen.
- Den Organspendeausweis beachten.

Diese Vollmacht erlischt durch Widerruf.

Rothenburg, 13.04.20XX

(eigenhändige Unterschrift) Vollmachtgeber

Hanne Huber

(eigenhändige Unterschrift) Bevollmächtigte

Julia Huber   Lars Huber

Aufgabe 27

Erstellen Sie eine persönliche Patientenvollmacht für den Fall einer vorübergehenden oder einer für immer bestehenden Handlungs- und Entscheidungsunfähigkeit. Zudem wünschen Sie auf lebenserhaltende Massnahmen zu verzichten, wenn die Genesung nicht sichergestellt ist. Eine dauerhafte Abhängigkeit von Dritten ist nicht in Ihrem Willen.

3.6.3 Patientenverfügung

Mit einer Patientenverfügung werden die eigenen medizinischen Behandlungswünsche für die Situation definiert, in der es nicht mehr möglich ist, selbst zu entscheiden. So kann für den Fall eines Unfalls oder einer Krankheit die schwerwiegende Entscheidungsfindung für Ärztinnen und Angehörige entlastet werden. In einer Patientenverfügung sind in der Regel folgende Punkte beschrieben:

- Wünsche über die Behandlung von Symptomen
- Wünsche bezüglich Nahrungs- und Flüssigkeitszufuhr
- Festlegung der Durchführung lebensverlängernder Interventionen und Reanimation
- Wünsche zur Sterbebegleitung: Wer soll und darf anwesend sein, wer nicht?
- Wünsche zum Sterbeort: zu Hause, im Spital, im Hospiz usw.
- Datenschutz und Arztgeheimnis: Entbindung vom ärztlichen Geheimnis gegenüber bestimmten Personen
- Organspende, Obduktion: Organspende und Obduktion zu Forschungszwecken setzen eine ausdrückliche Zustimmung voraus.

Die Patientenverfügung muss formellen Kriterien entsprechen. Das bedeutet, dass Name, Vorname, Geburtsort, Wohnort und Sozialversicherungs-Nummer aufgeführt sind. Die Angaben im Dokument sind gut lesbar. Die Patientenverfügung muss schriftlich verfasst sein, datiert und unterschrieben.

Die rechtliche Gültigkeit einer Patientenverfügung ist unbefristet. Empfohlen wird die regelmässige Überprüfung und Anpassung der Verfügung. Alle zwei Jahre sowie nach jeder Veränderung der eigenen Gesundheitssituation oder der Lebensumstände sollte die Patientenverfügung aktualisiert werden.

Wer eine Patientenverfügung erstellt hat, kann diese Tatsache sowie den Ort der Hinterlegung auf der Versicherungskarte (Krankenkassenkarte) eintragen lassen. Allenfalls ist es sinnvoll, die Patientenverfügung bei einer offiziellen Hinterlegungsstelle, zum Beispiel beim Schweizerischen Roten Kreuz, zu hinterlegen. Allerdings ist dieser Service kostenpflichtig.

> Eine Patientenverfügung kann vom Verfasser jederzeit widerrufen oder geändert werden.

3.6.4 Vorsorgeauftrag

Jede handlungsfähige Person kann in einem eigenhändig erstellten Vorsorgeauftrag selbst bestimmen, wer im Falle einer Urteilsunfähigkeit die Vertretung in rechtlichen Angelegenheiten beziehungsweise die Personen- und Vermögenssorge übernehmen soll. Es ist möglich, für jeden Bereich eine andere Vertretungsperson einzusetzen (ZGB Art. 360 ff.). Liegt ein Vorsorgeauftrag vor, kann in den meisten Fällen ein Massnahmenvollzug durch die KESB verhindert werden.

Eine Urteilsunfähigkeit besteht dann, wenn ein Mensch wegen einer geistigen Behinderung, einer psychischen Störung oder rauschähnlicher Zustände nicht mehr in der Lage ist, vernunftmässig zu handeln.

> Ein persönlich erstellter Vorsorgeauftrag muss vollständig von Hand geschrieben, datiert und unterzeichnet sein.

Vernetzung
ADMIN 2, LZ 1.4.2 Patientendaten erfragen und prüfen, Gefährdungsmeldung – KESB

> **Aufgabe 28**
>
> Definieren Sie für sich den Unterschied zwischen einer (Patienten)vollmacht und einer Patientenverfügung. Recherchieren Sie dazu auch im Internet.

3.6.5 Auskunftsbegehren – Kopie der persönlichen Krankenunterlagen

Die persönlichen Daten, die in Arztpraxen bearbeitet werden, gehören zur Kategorie der besonders schützenswerten Daten. Details über den Gesundheitszustand sind äusserst vertraulich, und mit diesen Daten muss entsprechend verantwortungsbewusst umgegangen werden.

Sämtliche Patientendossiers, die in den Arztpraxen geführt werden, sind dem Datenschutzgesetz (DSG) unterstellt. Gemäss DSG Artikel 8 muss der Arzt alle Daten seiner Patientin herausgeben oder – falls die Patientin dies ausdrücklich wünscht – dem neuen Arzt übergeben. Nur die vom Arzt persönlich erstellten Notizen, die er ausschliesslich zu seinem persönlichen Gebrauch erstellt hat und die nichts mit der eigentlichen Krankengeschichte zu tun haben, kann der Arzt für sich behalten.

Zudem gilt gemäss DSG Artikel 8 Absatz 5 der Grundsatz der Kostenlosigkeit. Weder die Kosten für Fotokopien noch die Versandkosten dürfen der Patientin in Rechnung gestellt werden. Nur wenn die Auskunftserteilung mit einem besonders grossen Arbeitsaufwand verbunden ist, darf der Arzt eine angemessene Beteiligung verlangen (Verordnung zum Bundesgesetz über den Datenschutz [VDSG] Artikel 2) im Maximum CHF 300.00.

> **Vernetzung**
> ADMIN 2, LZ 1.4.1 Formulare und Dokumente bearbeiten, Patientenrecht

Der Patient soll seine Daten schriftlich einfordern. Die Aushändigung der Unterlagen an den Patienten muss innerhalb von 30 Tagen erfolgen. Findet die Aushändigung ohne schriftlichen Antrag auf Auskunftsbegehren statt, empfiehlt es sich, die Abgabe der Kopien vom Patienten bestätigen zu lassen.

Der Patient muss persönlich in die Praxis kommen und seine ID oder seinen Pass vorweisen, damit er seine Unterlagen ausgehändigt bekommt, oder er legt dem Auskunftsbegehren eine Kopie seiner Identitätskarte oder seines Passes bei.

Abb. 18: Beispiel zum Auskunftsbegehren

Charlotte Haldimann
Reussportstrasse 12
6020 Emmenbrücke

Mobile: 076 349 94 49

Einschreiben
Dr. med. Antoine Dubois
Facharzt Allgemeine Innere Medizin FMH
Careumallee 73
2501 Biel

Emmenbrücke, 09.05.20XX

Auskunftsbegehren

Sehr geehrter Herr Dr. Dubois

Ich mache von meinem Auskunftsrecht, nach Artikel 8 des Bundesgesetzes über den Datenschutz, vom 19. Juni 1992, Gebrauch und bitte Sie um die Zustellung eines Ausdrucks beziehungsweise einer Kopie meiner gesamten Krankengeschichte inklusive aller Berichte und Laborresultate. Bitte schicken Sie mir die Unterlagen innerhalb von 30 Tagen zu.

Ausserdem bitte ich Sie, mir die Vollständigkeit und Richtigkeit der mir zugestellten Unterlagen zu bestätigen.

Zu meiner Legitimation lege ich eine Kopie meiner Identitätskarte bei.

Für Ihre Bemühungen danke ich bestens.

Freundliche Güsse

Charlotte Haldimann

Kopie meiner Identitätskarte

Hinweis zum Arzt- und Patientenverhältnis

Sobald ein Patient einen Termin vereinbart und die Ärztin um eine Untersuchung und Behandlung bittet, besteht gemäss Obligationenrecht ein einfacher Auftrag. Dieser Behandlungsauftrag kann grundsätzlich jederzeit von beiden Seiten widerrufen werden. Die Ärztin kann den bestehenden Auftrag nur dann nicht widerrufen, wenn der Patient dadurch gefährdet oder beeinträchtigt wird.

Aufgabe 29

Erstellen Sie eine Bestätigungsvorlage, auf der die Patientin mit ihrer Unterschrift belegt, ihre gesamten medizinischen Unterlagen abgeholt und damit das Auftragsverhältnis zwischen ihr (der Patientin) und dem Arzt Dr. med. Antoine Dubois zu widerrufen. Die Patientin bestätigt mit ihrer Unterschrift, dass Dr. med. Antoine Dubois ab sofort keinerlei Verpflichtungen gegenüber ihr, ihrer Versicherung oder Dritten (Fachärzten) wahrzunehmen hat.

Die Briefvorlage zum Lösen dieser Aufgabe kann über nebenstehenden Link abgerufen werden.

3.7 Kondolenzschreiben

Für Hinterbliebene ist es tröstlich zu wissen, dass jemand mit ihnen fühlt und sie in ihrer Trauer um den Verstorbenen nicht allein sind. Mit einem persönlichen Kondolenzschreiben wird die Anteilnahme am Tod des Verstorbenen stilvoll ausgedrückt.

Ein Kondolenz- oder Beileidschreiben, auch Kondolenzbrief oder Beileidsbekundung genannt, ist ein persönlich verfasster Brief, der an die Angehörigen eines Verstorbenen gerichtet wird. In diesem wird Mitgefühl mitgeteilt, die Wertschätzung für den Verstorbenen ausgedrückt und ansatzweise Trost gespendet.

Gliederung eines Kondolenzschreibens

1. Anrede

Die Anrede im Kondolenzschreiben wird gleich verfasst wie in den anderen Briefen. Je nachdem, welche Beziehung man zum Empfänger pflegt, wird eine vertraute oder eine förmliche Anredeform gewählt.

2. Einleitung

In der Einleitung eines Kondolenzbriefs wird Bezug auf den Anlass genommen und man bringt die Betroffenheit zum Ausdruck:

- «Der unerwartete Tod deiner bzw. deines … hat mich tief erschüttert.»
- «Die Nachricht vom Tod deiner bzw. deines … hat mich fassungslos gemacht.»
- «Die Nachricht vom Tod Ihrer bzw. Ihres … hat uns schwer getroffen.»

3. Beileidsbekundung beziehungsweise Kondolenz

Anschliessend wird den Trauernden mit sorgfältig ausgewählten Worten kondoliert.

Formulierungsvarianten für Freunde und nahe Angehörige:

- «Ich spreche Dir bzw. Euch hiermit mein aufrichtig empfundenes Beileid aus.»
- «Ich teile Deine bzw. Eure Trauer.»
- «In diesen schmerzvollen Stunden sind wir in Gedanken bei Dir bzw. Euch.»

Formulierungsvarianten für förmlichere Beileidsbekundungen:

- «Ich spreche Ihnen meine herzliche Anteilnahme aus.»
- «In Trauer fühlen wir uns mit Ihnen verbunden.»
- «Meine Gedanken sind bei Ihnen und Ihrer Familie.»

4. Würdigung des Verstorbenen

Im Anschluss an die Kondolenz werden ein paar wertschätzende Worte über den Verstorbenen geschrieben:

- «Mit … haben wir einen liebenswürdigen und geschätzten Patienten verloren.»
- «Die herzliche und liebevolle Art wird uns allen fehlen.»

5. Unterstützung anbieten

Trauernde brauchen Trost und Beistand. Manchmal fühlen sie sich auch mit den Aufgaben des Alltags überfordert. Zum Abschluss kann ehrlich gemeinte Hilfe angeboten werden:

- «Lass mich wissen, wenn ich etwas für Dich tun kann.»
- «Melden Sie sich bitte, wenn wir Ihnen helfen können.»

6. Grussformel

Mit einer passenden Grussformel wird der Kondolenzbrief abgeschlossen:
- «In Gedanken bin ich bei Dir.»
- «In herzlicher Anteilnahme»

Aufgabe 30

Erstellen Sie ein Kondolenzschreiben.

Formulieren Sie im Auftrag von Dr. med. Antoine Dubois ein Kondolenzschreiben an die Ehefrau von Maxime Perrin, einem verstorbenen Patienten. Der Verstorbene war ein langjähriger Patient der Praxis.

Die Briefvorlage zum Lösen dieser Aufgabe kann über nebenstehenden Link abgerufen werden.

Aufgabe 31

Erstellen Sie ein Kondolenzschreiben.

Formulieren Sie im Auftrag von Dr. med. Antoine Dubois ein Kondolenzschreiben an den Ehemann von Inès Lopez, einer verstorbenen Patientin. Sie war erst seit kurzer Zeit Patientin in Ihrer Praxis.

Die Briefvorlage zum Lösen dieser Aufgabe kann über den Link von Aufgabe 26 abgerufen werden.

Kondolenzschreiben werden handschriftlich und in der Regel auf einer Beileidskarte mit einem Trauermotiv und mit integrierten einfühlsamen und trostspendenden Worten verfasst.

4 Praxisinterne und QMS-Dokumente

4.1 Arbeitszeugnis, Zwischenzeugnis, Arbeitsbestätigung, Lehrzeugnis

Nach Beendigung eines Arbeitsverhältnisses haben alle Arbeitnehmenden Anrecht auf ein Arbeitszeugnis. Dieses gibt Auskunft über die Dauer des Arbeitsverhältnisses, die Art der Arbeit sowie über die Leistungen und das Verhalten des Mitarbeiters.

Während eines Arbeitsverhältnisses kann jederzeit ein Zwischenzeugnis eingeholt werden. Zum Beispiel dann, wenn Arbeitnehmende eine neue Vorgesetzte bekommen. Ein Zwischenzeugnis kann ebenfalls verlangt werden, wenn innerhalb desselben Unternehmens die Stelle gewechselt wird, oder bei grösseren Veränderungen.

> Der Inhalt eines Arbeits- und Zwischenzeugnisses muss immer der Wahrheit entsprechen, wohlwollend sein und darf den Arbeitnehmer nicht am beruflichen Weiterkommen hindern.

4.1.1 Arbeitszeugnis oder Vollzeugnis

Ein Arbeitszeugnis (Vollzeugnis) kann den beruflichen Werdegang entscheidend beeinflussen. Es handelt sich um ein qualifizierendes Zeugnis. In diesem werden in der Regel keine einmaligen Vorkommnisse oder Angaben zum ausserdienstlichen Verhalten festgehalten.

Ein gutes Arbeitszeugnis orientiert sich an folgenden vier Grundsätzen: **Wahrheit – Wohlwollen – Klarheit – Vollständigkeit:**

- Wahrheit:
  Ein Arbeitszeugnis ist wahrheitsgerecht, wenn die Leistungen und das Verhalten des Arbeitnehmers weder beschönigt noch falsch wiedergegeben werden. Dabei ist ggf. auf Umstände hinzuweisen, die für einen neuen Arbeitgeber relevant sein könnten.
- Wohlwollen:
  Ein Arbeitszeugnis muss wohlwollend sein, weil es für das berufliche Weiterkommen des Arbeitnehmers nicht hinderlich sein darf.
- Klarheit:
  Ein Arbeitszeugnis muss eindeutig und möglichst treffend formuliert sein. Zwei- und mehrdeutige Formulierungen sind nicht zulässig. Auf verschlüsselte Botschaften im Sinne einer Codierung ist zu verzichten. Diese können unterschiedlich oder falsch interpretiert werden und sind nicht gesetzeskonform.
- Vollständigkeit:
  Ein Arbeitszeugnis gibt Auskunft über die Dauer der Anstellung, die ausgeübte Funktion, die hauptsächlichen Aufgaben, die übertragenen Verantwortungen und den Austrittsgrund.

Inhalt und Aufbau eins Arbeitszeugnisses

Arbeitszeugnisse sind auf dem offiziellen Praxis-Briefpapier zu verfassen. Der Inhalt wird in kurzen und übersichtlichen Absätzen und mit Aufzählungen dargestellt und ist in der Regel nach den folgenden Punkten gegliedert:

1. Identität der Arbeitnehmerin
2. Identität des Arbeitgebers
3. Beginn und Ende des Arbeitsverhältnisses
4. Berufsbezeichnung, Position und Funktion
5. Auflistung der wichtigsten Tätigkeiten der Arbeitnehmerin:
   Der Aufgabenbereich einer MPA sollte detailliert aufgelistet werden: Empfang und Triage, medizinische Korrespondenz ab Diktat, Assistenz bei kleinchirurgischen Eingriffen usw.
6. aussagekräftige Bewertung über erbrachte Leistungen und das Verhalten
7. Grund des Arbeitszeugnisses
8. Dank für die geleistete Arbeit
9. Wünsche für die Zukunft
10. Datum der Ausstellung
11. rechtsgültige Unterschrift des Arbeitgebers

Auskunft über erbrachte Leistungen

Formulierungshilfen und deren Bedeutung:

Ihr Arbeitsstil war stets hervorragend und lag über dem Durchschnitt. «Ihre Leistungen haben stets unsere volle Anerkennung gefunden.»	sehr gut
Er arbeitete stets überdurchschnittlich gut und mit grosser Sorgfalt. «Seine Leistungen waren stets gründlich und zuverlässig.»	gut
Sie erfüllte alle Aufgaben zu unserer Zufriedenheit. «Ihre Leistungen waren hinreichend.»	genügend
Er bemühte sich, die Arbeiten im Grossen und Ganzen bestens zu erledigen. «Seine Leistungen entsprachen teilweise unseren Erwartungen.»	ungenügend

Auskunft über das Verhalten

Formulierungen und deren Bedeutung:

Im Umgang mit Vorgesetzten und Mitarbeitenden war sein bzw. ihr Benehmen und Verhalten stets hervorragend.	sehr gut ein in jeder Hinsicht angenehmer Mitarbeiter
Im Umgang mit Vorgesetzten und Mitarbeitenden war er bzw. sie stets freundlich und korrekt.	gutes Sozialverhalten
Ihr Verhalten war einwandfrei und korrekt.	genügend
Das Verhalten gegenüber Vorgesetzten und Mitarbeitenden bot keinen Grund zur Beanstandung.	korrekt, aber nicht beliebt
Sie bemühte sich stets um ein gutes Verhältnis zu Kollegen und Vorgesetzten.	ungenügendes Verhalten

Auskunft zum Austrittsgrund

Schlussformulierungen und deren Bedeutung:

Sie verlässt uns auf eigenen Wunsch, was wir ausserordentlich bedauern.	eine sehr gute Mitarbeiterin und ein Verlust für die Firma
Er verlässt uns auf eigenen Wunsch.	Der Mitarbeiter hat selbst gekündigt, warum und was der Arbeitgeber dazu meint, bleibt allerdings unklar.
Wir danken für die Mitarbeit.	Dieser Mitarbeiter hinterlässt keine grössere Lücke.
Sie verlässt uns in gegenseitigem Einvernehmen.	Der Mitarbeiterin wurde gekündigt, oder das Unternehmen ist dankbar, dass die Mitarbeiterin geht.

Fazit

Ein gutes Arbeitszeugnis, das offen und mit klaren Formulierungen kommuniziert und Fehlinterpretationen ausschliesst, trägt zur Seriosität der Aussagen im Zeugnis bei und liegt im Interesse aller Beteiligten. Stärken der Arbeitnehmenden sind hervorgehoben und Schwächen sollen nicht codiert werden oder zwischen den Zeilen erwähnt sein. In der Regel sind einmalige Vorkommnisse in einem Arbeitszeugnis nicht aufzuführen.

> Wer stets eine hervorragende Arbeitsleistung erbracht hat, sollte darauf achten, dass dies im Zeugnis zum Ausdruck kommt.

4.1.2 Zwischenzeugnis

Ein Zwischenzeugnis wird in einem ungekündigten Arbeitsverhältnis verlangt und ausgestellt. Dieses ist im Gegensatz zu einem Vollzeugnis in der Gegenwartsform zu verfassen und belegt den Beginn statt der Dauer des Arbeitsverhältnisses. Die Begründung für den Wunsch eines Zwischenzeugnisses wird nicht aufgeführt. Ein Zwischenzeugnis kann beim Arbeitgeber jederzeit verlangt werden. Es lohnt sich, nach einigen Arbeitsjahren in derselben Arztpraxis ein solches einzuverlangen oder dann, wenn ein Chefwechsel beziehungsweise eine Stellensuche ansteht. Beim Erstellen eines Zwischenzeugnisses gelten die gleichen Grundsätze wie beim Arbeitszeugnis.

4.1.3 Arbeitsbestätigung

Die Arbeitsbestätigung gibt Auskunft über die Dauer der Anstellung und die ausgeübte Funktion. In der Regel ist eine Arbeitsbestätigung bei einem kurzen Arbeitseinsatz (temporären Kurzeinsatz) auszustellen. Bemerkungen über die Leistung sind darin nicht enthalten. Wird nach einem länger dauernden Arbeitsverhältnis (ab ungefähr einem halben Jahr) lediglich eine Arbeitsbestätigung ausgestellt, kann dies zu Missverständnissen führen. Es könnte zum Beispiel so aufgefasst werden, dass der ausstellende Arbeitgeber mit den Leistungen und dem Verhalten der Mitarbeiterin nicht zufrieden war. Eine Arbeitnehmerin darf auch bei einem kurzen Arbeitseinsatz nach einem Vollzeugnis verlangen (OR Art. 330a).

Fazit

Die Arbeitsbestätigung gilt als das sogenannte kleine Zeugnis und wird entweder für reine Bestätigungszwecke oder im Falle eines schlechten Vollzeugnisses verwendet.

Die Arbeitsbestätigung beschränkt sich auf:
1. Identität der Arbeitnehmenden
2. Identität des Arbeitgebers
3. Beginn und Ende des Arbeitsverhältnisses
4. Art des Arbeitsverhältnisses
5. Berufsbezeichnung, Position und Funktion

Unterschied Arbeitszeugnis und Arbeitsbestätigung:

	Arbeitszeugnis	**Arbeitsbestätigung**
Zeitpunkt	jederzeit vor Beendigung des Arbeitsverhältnisses: Zwischenzeugnis bei Beendigung des Arbeitsverhältnisses: Schlusszeugnis	Grundsatz: bei Beendigung des Arbeitsverhältnisses, i. d. R. nach kurzen (temporären) Arbeitseinsätzen
Inhalt	Personalien Art des Arbeitsverhältnisses Funktion Dauer des Arbeitsverhältnisses: Eintritts- und Austrittdatum Leistungen des Arbeitnehmers Verhalten des Arbeitnehmers	Personalien Art des Arbeitsverhältnisses Funktion Dauer des Arbeitsverhältnisses: Eintritts- und Austrittdatum

4.1.4 Lehrzeugnis

Lehrabgänger erhalten nach Beendigung der Berufslehre ein Lehrzeugnis ausgestellt (OR Art. 346a), das im Minimum die Dauer der Berufslehre bestätigt und über die erlernte Berufstätigkeit Auskunft gibt. Die Lernende hat das Recht, nach einem Vollzeugnis zu verlangen. In diesem werden zusätzlich zur Lehrdauer und zu den erlernten Berufstätigkeiten die Fähigkeiten, die Leistungen und das Verhalten beurteilt.

> Der Arbeitgeber hat das Zeugnis spätestens am Tag der letzten Lohnzahlung auszustellen.

Abb. 19: Beispiel Lehrzeugnis

PRAXICA
Allgemeine Innere Medizin und Pädiatrie

Dr. med. Milena Miller, Fachärztin Pädiatrie FMH
Dr. med. Antoine Dubois, Facharzt Allgemeine Innere Medizin FMH

Tel. +41 32 967 11 37
www.praxica.ch
info@praxica.ch
GLN 7601XXX271082
ZSR-Nr. X006521

Careumallee 73
2501 Biel/Bienne

Frau
Olivia Lusso
Neuenburgerstrasse 13
2501 Biel

Biel, 11.07.20XX

Lehrzeugnis
Lehre als MPA EFZ

Olivia Lusso, geboren am 21.03.2000, von Bern (Heimatort)

Olivia Lusso absolvierte vom 1. August 20XX bis am 31. Juli 20XX die dreijährige Lehre als Medizinische Praxisassistentin in unserer Allgemeinen-Internistischen und Kinderarztpraxis. Frau Lusso arbeitete während der Ausbildung in folgenden Arbeitsbereichen:

- Empfang, Sekretariatsarbeiten und Praxistelefon
- Labor
- Praxisröntgen
- Medizinische Assistenz

Frau Lusso führte am Ende ihrer Ausbildung die Arbeiten stets selbständig, genau und gewissenhaft aus. Sie war immer sehr interessiert und lernfreudig. Sie ist im Team und bei den kleinen und grossen Patienten sehr beliebt, ihre sehr freundliche, aufmerksame und empathische Art wird sehr geschätzt.

Für Olivia Lusso sind unsere Türen stets offen – einer Zusammenarbeit zu einem späteren Zeitpunkt steht nichts im Weg.

Wir danken Frau Lusso für die geleistete, sehr gute Arbeit und wünschen ihr für die Zukunft alles Gute.

Dr. med. Antoine Dubois   Dr. med. Milena Miller

© 2019, Verlag Careum   Formular Nr. 220 Lehrzeugnis

Aufgabe 32

Erstellen Sie im Namen des Arztes eine Arbeitsbestätigung für Gonzales Maria, 05.09.1975, wohnhaft an der Hauptstrasse 54 in 8590 Romanshorn. Sie hat während 8 Monaten (Eintritt 01.07.20XX) in der Praxis von Dr. med. Urs Dreher als Raumpflegerin gearbeitet. Sie arbeitete je Woche 3 × 2 Stunden. Maria Gonzales wechselt mit ihrer Familie den Wohnort und kann nicht mehr als Raumpflegerin arbeiten. Sie hat fristgerecht auf Ende Juli 20XX gekündigt.

Die Aufgaben und Pflichten umfassten die allgemeinen Reinigungsarbeiten in der Praxis von Dr. med. Urs Dreher.

Absender	Dr. med. Urs Dreher, Facharzt für Allgemeinmedizin FMH
	Kreuzlingerstrasse 34, 8590 Romanshorn
	Tel. 071 463 91 30, Fax 071 463 91 31
	E-Mail urs.dreher@hin.ch, GLN 67011234598239
Empfänger	Gonzales Maria, 05.09.1975, Hauptstrasse 5, 8590 Romanshorn

Aufgabe 33

Erstellen Sie ein Arbeitszeugnis für die Lernende im 3. Lehrjahr.
Die Briefvorlage zum Lösen dieser Aufgabe kann über nebenstehenden Link abgerufen werden.

Absender	Dr. med. Milena Miller, Fachärztin Pädiatrie FMH
	Dr. med. Antoine Dubois, Allgemein Innere Medizin FMH
	Careumallee 73, 2501 Biel/Bienne
	Tel. +41 32 967 11 37
	info@praxica.ch, GLN 7601XXX271082
Empfänger	Furrer Shanti, 08.11.20XX, Grenzstrasse 87, 3210 Kerzers

4.2 Funktionsdiagramm und Organigramm

Ein Organigramm ist eine Grafik, die die Aufbauorganisation eines Unternehmens sichtbar macht. Es zeigt die Eingliederung der verschiedenen Stellen in die Gesamtstruktur sowie die Unterstellungsverhältnisse im Unternehmen (Arztpraxis) auf. Ausserdem gibt das Organigramm Auskunft über die Ablauforganisation, das heisst über die Einteilung und die Zuständigkeit bestimmter Aufgabenbereiche.

Das Funktionsdiagramm verknüpft die Prozesse der Ablauforganisation mit den Strukturen der Aufbauorganisation: Die Kompetenzen zu den einzelnen Aufgaben sind den beteiligten Stellen zuzuordnen.

Vernetzung
ADMIN 1, LZ 1.3.2 Arbeitsabläufe analysieren und dokumentieren

Vernetzung
BÜRO, Tabellen

Aufgabe 34

A] Erstellen Sie ein Funktionsdiagramm in Word in Form einer Tabelle gemäss nachfolgendem Beispiel.

B] Füllen Sie das Funktionsdiagramm aus. Die nötigen Angaben dazu finden Sie in der unten stehenden Teamübersicht.

Beispiel Funktionsdiagramm:

Infusionen	Arzt	MPK	MPA 1	MPA 2	Lernende 1. LJ	Lernende 2. LJ	Lernende 3. LJ	Verantwortliche Abrechnung
Infusionen vorbereiten								
Infusionen durchführen								

Teamübersicht:

Arzt	Dr. med. Antoine Dubois, Facharzt Allgemeine Innere Medizin FMH Führt Infusionen aus.
MPK, 100 %	Viktoria Zwahlen, Hygieneverantwortliche, verantwortlich für das Bestellwesen und die Praxisapotheke Bereitet Infusionen vor und führt Infusionen aus.
MPA 2, 100 %	Corinne Suter, Ausbildnerin, Laborverantwortliche Bereitet Infusionen vor.
MPA 3, 50 %	Sandra Limacher Bereitet Infusionen vor.
Ehefrau	Francine Dubois (arbeitet nicht in der Arztpraxis) Zuständig für das Rechnungswesen und das Raumpflegepersonal
Lernende 1. Lehrjahr	Alisha von Arx
Lernende 2. Lehrjahr	Emilia Klausen Bereitet Infusionen vor.
Lernende 3. Lehrjahr	Shanti Furrer Bereitet Infusionen vor und führt Infusionen aus.

Aufgabe 35

Erstellen Sie eine Hierarchie (Organigramm) in Word: Register «Einfügen», Gruppe «Illustration», Befehl «SmartArt».

Die nötigen Daten dazu entnehmen Sie der Teamübersicht.

4.3 Sitzungseinladung

Zum Qualitätssicherungssystem einer Arztpraxis gehört eine monatliche Teamsitzung. Der Sitzungstermin wird rechtzeitig bekannt gegeben und ist für alle Teammitglieder (Ärzte, MPA mit Teilzeitpensum, Medizinische Sekretärin, Lernende) verbindlich.

Traktanden

Unter einer Traktandenliste (schweizerisch) oder einer Tagesordnung (englisch: «order of the day»), versteht man die zeitliche Gliederung einer Sitzung, Besprechung oder Versammlung. Dazu sind einzelne Themen als Traktanden oder als Tagesordnungspunkte (TOP) festzulegen. Die Traktandenliste wird zusammen mit der Einladung allen (Team-)Mitgliedern zugestellt.

Inhaltliche Punkte einer Sitzungseinladung:
- Thema der Sitzung (Sitzungsziel)
- Datum der Sitzung
- Zeitpunkt der Sitzung
- Dauer der Sitzung
- Ort der Sitzung
- Sitzungsleitung und Protokollführung
- Sitzungsteilnehmende inkl. Kürzeln der Namen
- Traktanden
- evtl. Gäste, die an der Sitzung teilnehmen
- Varia oder Fragen

Auch für eine Teamsitzung in der Arztpraxis ist es sinnvoll, eine Einladung zu verschicken. Die Einladung wird allen Teammitgliedern per E-Mail oder Briefpost zugestellt. Dazu wird immer das Briefpapier der Arztpraxis (mit Praxislogo) verwendet. Beim Verfassen der Einladung ist auf eine gute, einheitliche sowie übersichtliche Darstellung zu achten, die dem vorgesehenen Ablauf entspricht.

> Die Traktanden sind nummeriert und in der Einladung integriert oder separat aufgeführt. Sie sind auf jeden Fall zusammen mit der Einladung an alle Teammitglieder zu versenden.

Vorgegebene und sich immer wiederholende Traktanden geben der Sitzungseinladung eine Struktur, ergänzt wird die Liste mit aktuellen Themen.

Vorgegebene Traktanden sind:
- Begrüssung
- Protokoll der letzten Sitzung
- Traktanden: wiederkehrende und aktuelle
- Datum der nächsten Sitzung

Wiederkehrende Traktanden sind:

Gesprächsthemen, die jährlich wiederkehrend zur Diskussion stehen beziehungsweise immer wieder Anlass zur Diskussion geben (z. B. Vorkommnisse aus dem Praxisalltag, lange Wartezeiten, neues Medikament), beziehungsweise Themen, die sich jährlich zur gleichen Zeit wiederholen. Eine Übersicht über wiederkehrende Themen könnte so aussehen:

Januar	Planung Ferien und Weiterbildungen
Februar	Planung Skitag Auffrischung BLS und/oder Notfallkonzept
März	Planung Frühlingsreinigung – Frühlingsputz
April	QSS: Überprüfung der qualitätssichernden Massnahmen, Selbstinspektion, Validierungen und Servicekontrollen der Geräte
Mai	Inventur und Reinigung Praxisapotheke und Medikamentenkühlschrank
Juni	Verabschiedung der MPA in Ausbildung im 3. LJ Detailplanung der Sommerferien
Juli	Begrüssung der neuen MPA in Ausbildung 1. LJ Dosimeter abmelden und neu bestellen.
August	QSS: Planung Patientenumfrage (Patientenzufriedenheit)
September	Grippeimpfung Impfschutzkontrolle der Mitarbeitenden kontrollieren.
Oktober	Mitarbeitergespräche terminieren.
November	Inventur und Reinigung Praxisapotheke, Medikamentenkühlschrank und Warenbestände Planung Weihnachtsessen
Dezember	Planung Jahresabschluss Neue Lernende rekrutieren.

Aufgabe 36

Erstellen Sie eine Sitzungseinladung ohne Traktanden. Verwenden Sie die folgenden Angaben. Die Briefvorlage zum Lösen dieser Aufgabe und der Lösungsvorschlag können über nebenstehenden Link abgerufen werden.

Thema der Sitzung	5. Teamsitzung
Datum der Sitzung	2. Mai 20XX
Zeitpunkt der Sitzung	18.00 Uhr
Dauer der Sitzung	60 min
Ort der Sitzung	PRAXICA, Sozialer Raum
Sitzungsleitung	Viktoria Zwahlen
Protokollführung	Shanti Furrer
Teilnehmende	ganzes Team

Aufgabe 37

Erstellen Sie eine Sitzungseinladung mit Traktanden. Verwenden Sie dazu die nachfolgenden Angaben.

Die Briefvorlage zum Lösen dieser Aufgabe und der Lösungsvorschlag können über nebenstehenden Link abgerufen werden.

Thema der Sitzung	6. Teamsitzung
Datum der Sitzung	3. Juni 20XX
Zeitpunkt der Sitzung	18.00 Uhr
Dauer der Sitzung	60 min
Ort der Sitzung	PRAXICA, Sozialer Raum
Sitzungsleitung	Viktoria Zwahlen
Teilnehmende	ganzes Team
Traktanden	1. Begrüssung 2. Protokoll der letzten Sitzung 3. Vorkommnisse aus dem Praxisalltag (Team) 4. neues Impfschema (MM) 5. Diplomfeier und Verabschiedung Shanti Furrer (VZ) 6. Planung der Sommerferien, Vertretungen (Team)
Varia, Fragen	Termin der nächsten Sitzung

4.4 Protokoll

Als Protokoll wird die Mitschrift einer Sitzung, einer Versammlung oder eines Ausschusses bezeichnet. Protokolle (z. B. einer Teamsitzung) sind immer zu führen, sie sind Gedächtnisstütze und Beweismittel zu Abmachungen und Beschlüssen. Protokolle haben somit eine reproduzierende Funktion und sollen die Realität einer Sitzung einfangen und schriftlich festhalten.

Damit sich die Protokollführerin auf die Arbeit vorbereiten kann, sollte bereits im Vorfeld bekannt sein, wer das Sitzungsprotokoll schreibt. Diese Person weiss, wo sie die Protokollvorlage abrufen kann, beziehungsweise sie bekommt eine Vorlage zugestellt. Das Protokoll einer Teamsitzung ist auf dem offiziellen Praxis-Briefpapier mit Praxislogo zu verfassen.

Die Protokollführerin bereitet sich auf die Aufgabe vor, indem sie in der Protokollvorlage bereits die Namen (inkl. Kürzeln) der Teilnehmenden und allenfalls der Entschuldigten einträgt sowie das Sitzungsthema, die Traktanden und mögliche Fachbegriffe aufführt.

Ein Protokoll gliedert sich nach den folgenden Punkten:
1. Beteiligte (anwesend, nicht anwesend)
2. Ort, Zeitpunkt, Dauer des Gesprächs
3. Sitzungsleitung, Protokollführung
4. Thema
5. geplante Massnahmen oder weiteres Vorgehen
6. Ergebnisse oder Beschlüsse
7. Verteiler

Die Protokollführerin hört während der Sitzung konzentriert zu und notiert sich zu jedem Thema in Stichworten, wer was gesagt hat. Zur besseren Übersicht und für einen strukturieren Ablauf

- wird auf einer neuen Zeile begonnen, wenn die sprechende Person wechselt.
- wird jedes neue Traktandum auf einer neuen Seite bzw. in einem neuen Abschnitt protokolliert.
- werden Anträge, Beschlüsse, sehr wichtige Aussagen, Zahlen und Daten ganz genau festgehalten.

In einem Protokoll werden alle Aussagen, Ergebnisse und Vereinbarungen dokumentiert und der Diskussionsverlauf illustriert. Das Protokoll wird an alle an der Sitzung beteiligten Personen sowie für die Sitzung entschuldigten Personen geschickt. Die erste Gruppe kann das Protokoll als Gedächtnisstütze nutzen, während die zweite Gruppe das Protokoll als verbindliche Darstellung von Verlauf und Ergebnissen des Zusammentreffens braucht. Um diese Zwecke zu erfüllen, ist das Protokoll dementsprechend zu erstellen:

- sachlich
- vollständig
- objektiv (meinungsneutral)
- präzise
- übersichtlich

> In einem Protokoll dürfen nur Fakten aufgeführt werden. Persönliche Meinungen, Bemerkungen, Erläuterungen oder Wertungen gehören nicht ins Protokoll.

Fazit

Immer, wenn für die Praxis nachhaltig wichtige, konkrete Aufgaben nach sich ziehende und/oder auch für nicht am Gespräch beteiligte Personen relevante Themen besprochen werden, sind diese zu protokollieren. Das gilt auch bei einem Zwei-Personen-Gespräch.

> Das Protokoll ist die einzige Variante, um für alle Transparenz und Verbindlichkeit zu schaffen.

4.4.1 Protokollarten

Es gibt verschiedene Möglichkeiten, ein Protokoll zu verfassen:

- Verlaufsprotokoll oder Kurzprotokoll:
  In einem Verlaufsprotokoll sind sowohl die Realität einer Sitzung (Argumente und Überlegungen) wie auch die Ereignisse (Abmachungen und Beschlüsse) festgehalten. Es eignet sich besonders zur knappen und sachlichen Zusammenfassung.
- wörtliches Protokoll:
  Das wörtliche Protokoll ist eine Sonderform des Verlaufsprotokolls. In diesem werden die Wortlaute wiedergegeben. Das heisst Äusserungen der Teilnehmenden werden wörtlich protokolliert.
- Beschlussprotokoll bzw. Ergebnisprotokoll:
  Im Gegensatz zum Verlaufsprotokoll orientiert sich das Beschlussprotokoll an Beschlüssen, Kernaussagen und Verantwortlichkeiten und gibt keine Realität zum Ablauf einer Sitzung wieder. Daher dient dieses Protokoll auch als eine Art Arbeitsauftrag.
- Gedächtnisprotokoll:
  In einem Gedächtnisprotokoll werden Erinnerungen an den Sitzungs- oder Gesprächsverlauf rekonstruiert und protokolliert. Diese Art von Protokoll wird v. a. zum persönlichen Zweck genützt, um das Geschehen bzw. das Besprochene festzuhalten.

Aufgabe 38

Erstellen Sie ein Beschlussprotokoll zur 6. Teamsitzung anhand nachfolgenden Notizen. Die Briefvorlage zum Lösen dieser Aufgabe und der Lösungsvorschlag können über nebenstehenden Link abgerufen werden.

Thema der Sitzung	6. Teamsitzung
Datum der Sitzung	3. Juni 20XX
Zeitpunkt der Sitzung	18.00 Uhr
Dauer der Sitzung	60 min
Ort der Sitzung	PRAXICA, Sozialer Raum
Sitzungsleitung	Viktoria Zwahlen
Protokollführung	eigener Name
Teilnehmende	ganzes Team
Traktanden	1. Begrüssung: Entschuldigt ist Shanti Furrer wegen QV-Vorbereitungen. 2. Das Protokoll der letzten Sitzung, vom 02.05.20XX, ist einstimmig genehmigt. 3. CS berichtet über die Pat. M. Mair, die ein Znüni gespendet hat. VZ wird der Patientin eine Karte schicken und sich im Namen aller Teammitglieder bedanken. CS berichtet über Pat. S. Salvenmoser, der an seinem Krebsleiden verstorben ist. Die Tochter hat sich bedankt für die einfühlsame und gute Sterbebegleitung. Die Familie weiss dies zu schätzen. SF wird eine Kondolenzkarte schicken. SL erzählt, dass sich der Pat. J. Jeanneret lauthals darüber beklagt hat, dass die Methadonration nicht ausreiche, dass die MPA nichts taugen und ihm einen Termin beim Arzt verweigern. AD will Pat. am Donnerstag sprechen. VZ wird einen Termin von 20 min einplanen. 4. MM erklärt das neue Impfschema für Säuglinge und Kinder bis 2 Jahre: drei Impfdosen im Alter von 2, 4 und 12 Monaten – die bisherige 3. Dosis mit 6 Monaten entfällt. Die 1. Auffrischimpfung wird bereits im Alter von 12 Monaten verabreicht. MM wird das Impfschema aktualisieren. 5. VZ, MM und AD werden an der Diplomfeier von SF am 03.07.20XX teilnehmen. Die offizielle Verabschiedung findet am Praxisessen vom 28.07.20XX statt. MM wird ein Geschenk besorgen, VZ wird wie immer im «Bären» reservieren und das Essen bestellen. Menüvorschläge werden nächste Woche zirkulieren. 6. AD und MM werden ihre Vertretungen anfragen und Bescheid geben, damit AVA Flyer gestalten kann. Ein Flyer wird am Empfang und einer im Wartezimmer aufgehängt. AVA soll sich mit VZ absprechen. Die Ferien-Vorbereitungen werden gemäss Checkliste vorgenommen. Die Verantwortung hat SF. Sie wird von EK unterstützt. EK wird nächstes Jahr (Ende 3. LJ) die Verantwortung dazu übernehmen.
Varia, Fragen	nächste Teamsitzung: 04.07.20XX

4.5 Arbeitsanweisung (Prozessbeschreibung)

Eine Arbeitsanweisung (AA) beschreibt die verbindliche Ausführung eines bestimmten Arbeitsablaufs (Workflow) oder einer bestimmten Aufgabe detailliert. Wenn Checklisten oder andere Dokumente zu beachten sind, dann liegen sie der Arbeitsanweisung bei. Üblich sind Arbeitsanweisungen vor allem im Rahmen des Qualitätsmanagements, damit bestimmte Abläufe einheitlich, von jeder Mitarbeiterin gleich gut nach denselben Standards und möglichst fehlerfrei durchgeführt werden. Im Haftungsfall dienen die Dokumente als Beweis. Sie bestätigen, dass die Abläufe den geltenden Richtlinien, Normen und Standards entsprechen.

Darstellung einer Arbeitsanweisung beziehungsweise einer Checkliste

Dokumente, die im Rahmen des Qualitätssicherungssystems erstellt werden, wie zum Beispiel Arbeitsanweisungen oder Checklisten, weisen sich durch eine immer gleichbleibende Kopf- und Fusszeile aus. Struktur und Aufbau einer Arbeitsanweisung oder einer Checkliste können je nach Arztpraxis variieren. Die Details dazu sind im Lehrmittel Praxisorganisation beschrieben.

> **Vernetzung**
> ADMIN 1, LZ 1.3.2 Arbeitsabläufe analysieren und dokumentieren, Arbeitsanweisung (AA)

Einheitliche Kopfzeile mit Dokumentenaufbau:

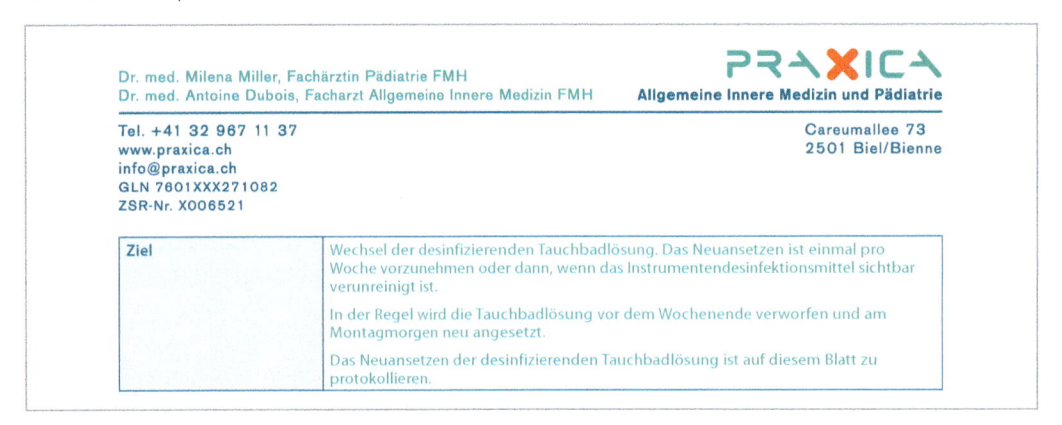

Dr. med. Milena Miller, Fachärztin Pädiatrie FMH Dr. med. Antoine Dubois, Facharzt Allgemeine Innere Medizin FMH	**PRAXICA** Allgemeine Innere Medizin und Pädiatrie
Tel. +41 32 967 11 37 www.praxica.ch info@praxica.ch GLN 7601XXX271082 ZSR-Nr. X006521	Careumallee 73 2501 Biel/Bienne

Ziel	Wechsel der desinfizierenden Tauchbadlösung. Das Neuansetzen ist einmal pro Woche vorzunehmen oder dann, wenn das Instrumentendesinfektionsmittel sichtbar verunreinigt ist.
	In der Regel wird die Tauchbadlösung vor dem Wochenende verworfen und am Montagmorgen neu angesetzt.
	Das Neuansetzen der desinfizierenden Tauchbadlösung ist auf diesem Blatt zu protokollieren.

Einheitliche Fusszeile:

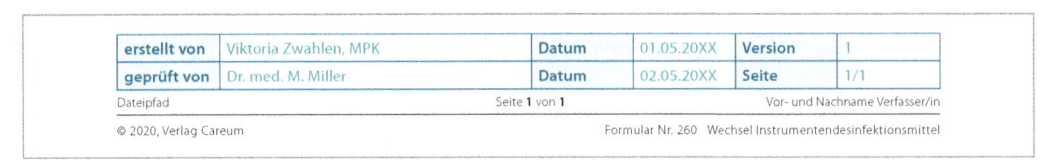

erstellt von	Viktoria Zwahlen, MPK	Datum	01.05.20XX	Version	1
geprüft von	Dr. med. M. Miller	Datum	02.05.20XX	Seite	1/1

Dateipfad	Seite 1 von 1	Vor- und Nachname Verfasser/in
© 2020, Verlag Careum		Formular Nr. 260 Wechsel Instrumentendesinfektionsmittel

Dateiablage

Praxisinterne Schriftstücke, wie zum Beispiel QMS-Dokumente, die nicht im Zusammenhang mit einem Patienten stehen, sind nach einer logischen, gut nachvollziehbaren Datenstruktur beziehungsweise Dateipfad abzulegen.

> **Vernetzung**
> ADMIN 2, LZ 1.4.3 Ablagesystem beschreiben, Digitales Dossier

Abb. 20: Beispiel Arbeitsanweisung (Prozessbeschreibung) zur Verabreichung einer Fertigspritze

---

Dr. med. Milena Miller, Fachärztin Pädiatrie FMH
Dr. med. Antoine Dubois, Facharzt Allgemeine Innere Medizin FMH

PRAXICA
Allgemeine Innere Medizin und Pädiatrie

Arbeitsanweisung
s. c. Injektion mit Fertigspritze

Ziel	s. c. Injektion mit Fertigspritze
Arbeitsbereich	Sprechzimmer
Prozessverantwortliche	MPA 1, Name
Vertretung	MPA 2, Name
Rhythmus	regelmässig bei s. c. Injektion mit Fertigspritze

1. Ziel und Zweck
Die zuständigen Mitarbeitenden verabreichen korrekt eine Fertigspritze subkutan am Oberarm.

2. Geltungsbereich
Arzt, MPA, lernende MPA

3. Begriffe
Fertigspritze: Die Fertigspritze wird vom Hersteller verabreichungsbereit geliefert und ermöglicht die sofortige Applikation. Beispiel: Grippe-Impfungen.

4. Ablauf
- Arbeitsplatz, Tablett und Hände desinfizieren.
- Arbeitsplatz und Tablett richten.
- Die Patientin in bequemer Position lagern (sitzend oder liegend).
- Die Patientin zur Impfung einwilligen lassen und über den Ablauf informieren.
- Händedesinfektion und Handschuhe anziehen.
- Die Fertigspritze prüfen → 7-R-Regel.
- Die Injektionsstelle desinfizieren.
- Am Oberarm mit Daumen und Zeigfinger eine Hautfalte bilden.
- Zügig im 45°-Winkel zur Hautfalte punktieren – Hautfalte loslassen.
- Die Injektionslösung langsam injizieren.
- Circa 5 sec warten und dann Kanüle zurückziehen (Austritt des Arzneimittels verhindern!).
- Die Fertigspritze in stichfester Box entsorgen.
- Die Punktionsstelle leicht komprimieren – nicht massieren!
- Die Einstichstelle mit Injektions-Pflaster abdecken.
- Handschuhe ausziehen und Hände desinfizieren.
- Den Arbeitsplatz aufräumen und desinfizieren.

5. Mitgeltende Unterlagen
Merkblatt: Arbeitsplatz Injektion

6. Dokumentation und Verrechnung
Die verabreichte Injektion wird im Verlauf der KG eingetragen und verrechnet.

7. Änderungen gegenüber Vorgängerversion
keine

Erstellt von	Viktoria Zwahlen, MPK	Datum	02.04.20XX	Version	1
Geprüft von	Dr. med. A. Dubois	Datum	06.04.20XX	Seite	1/1

Dateipfad — Seite **1** von **1** — Vor- und Nachname Verfasser/in
© 2019, Verlag Careum — Formular Nr. 135 Arbeitsanweisung

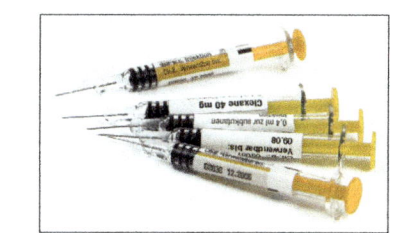

Aufgabe 39

Erstellen Sie eine Arbeitsanweisung für eine venöse Blutentnahme. Die Details dazu entnehmen Sie der nachfolgenden Auflistung.

Die Briefvorlage zum Lösen dieser Aufgabe kann über nebenstehenden Link abgerufen werden.

Auftrag an die MPA	Der Arzt erteilt den Auftrag «venöse Blutentnahme für Laboranalysen» analog über ein internes Auftragsformular oder digital über die Praxissoftware.
Anordnung des Arztes ausführen – Präanalytik	• Das Material gemäss Auftrag vorbereiten und beschriften. • Die Präanalytik beachten! • Die MPA bereitet den Patienten vor: liegend oder sitzend. • Desinfektion der Punktionsstelle gemäss Hygieneplan
Untersuchungsmaterial verarbeiten	• Das Serum vor dem Zentrifugieren 20 min stehen lassen. • zentrifugieren • pipettieren • usw.
Interne Analysen durchführen Versand für externe Analysen vorbereiten	• Das Analysematerial im Praxislabor verarbeiten. • Die Qualitätssicherung beachten. • Das Analysematerial für externes Labor bereitstellen: Auftragsformular ausfüllen, Röhrchen mit Barcode versehen, für den Versand verpacken.
Analyse fertig Dokumentation	• Die Plausibilitätskontrolle durchführen. • Die Laborresultate übertragen: Laborjournal, Laborblatt, eKG.
Resultat Mitteilung	• Die Resultate, die von der Norm abweichen, markieren. • Die Resultate an den Arzt weiterleiten.
Auftrag (Leistungen) verrechnen	• Die intern durchgeführten Analysen verrechnen: Auf dem Leistungsblatt eintragen oder über die Praxissoftware erfassen.

Vernetzung
ADMIN 1, LZ 1.3.2 Betriebliche Anweisungen, Arbeitsanweisungen

Aufgabe 40

Erstellen Sie eine Prozessbeschreibung für ein Ruhe-EKG. Die Details dazu entnehmen Sie der nachfolgenden Auflistung.

Die Briefvorlage zum Lösen dieser Aufgabe kann über nebenstehenden Link abgerufen werden.

Auftrag an die MPA	Die Ärztin erteilt den Auftrag «Ruhe-EKG durchführen».
Anordnung des Arztes ausführen	• Den Patienten über den Ablauf informieren und bequem lagern. • Die Intimsphäre beachten! • Das Gerät und das Material vorbereiten.
Ruhe-EKG ausführen	• Die Elektroden anbringen gemäss separater Checkliste. • Den Patienten instruieren. • Das Ruhe-EKG ableiten. • Die EKG-Ableitung (optisch) auf Fehler beurteilen. • Eventuell die EKG-Ableitung beschriften.
Beurteilung durch den Arzt	• Den Patienten zudecken und über den nächsten Schritt informieren. • Die Ableitung der Ärztin zeigen.
EKG fertig Arbeitsplatz aufräumen	• Den Patienten von den Elektroden befreien und über den weiteren Ablauf informieren. • Den Arbeitsplatz inkl. EKG aufräumen und gemäss Hygieneplan desinfizieren.
Dokumentation	• Die EKG-Ableitung weiterverarbeiten und korrekt in KG oder eKG ablegen.
Auftrag (Leistungen) verrechnen	• Das Ruhe-EKG verrechnen: Auf dem Leistungsblatt eintragen oder über die Praxissoftware erfassen.

4.6 Checkliste

Checklisten bieten sich für (Kontroll)vorgänge an, die sich immer in gleicher Weise wiederholen. Eine Checkliste ist ein Fragenkatalog oder eine Prüfliste mit einer chronologischen Auflistung von Fragen zu einem bestimmten Thema. Sie hat zum Ziel, durch das systematische Abfragen beziehungsweise Abarbeiten der Liste den Istzustand über einen Arbeitsplatz beziehungsweise einen bestimmten Arbeitsablauf zu ermitteln. Checklisten dienen der Durchführung und Dokumentation von Massnahmen in der Qualitätssicherung und/oder ergänzen eine Arbeitsanweisung (AA).

Abb. 21: Beispiel Checkliste

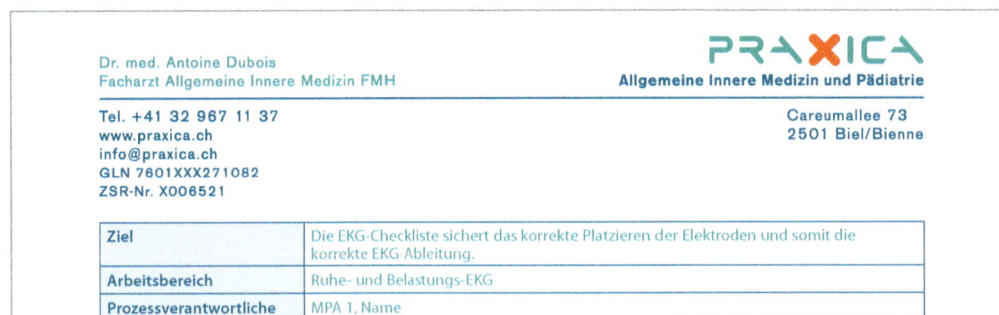

Dr. med. Antoine Dubois
Facharzt Allgemeine Innere Medizin FMH

PRAXICA
Allgemeine Innere Medizin und Pädiatrie

Tel. +41 32 967 11 37
www.praxica.ch
info@praxica.ch
GLN 7601XXX271082
ZSR-Nr. X006521

Careumallee 73
2501 Biel/Bienne

Ziel	Die EKG-Checkliste sichert das korrekte Platzieren der Elektroden und somit die korrekte EKG-Ableitung.
Arbeitsbereich	Ruhe- und Belastungs-EKG
Prozessverantwortliche	MPA 1, Name
Vertretung	MPA 2, Name
Rhythmus	regelmässig bei EKG-Ableitung

Checkliste Vorbereitung EKG-Ableitung

Materialvorbereitung	Anzahl	✔ kontrolliert	Hinweise/Vermerke
EKG-Gerät: Einschalten, Vakuum kontrollieren, Patientendaten erfassen	1		
Nackenkissen und Knierolle	1		
(Frottee)tuch zum Zudecken	1		
Rasierer	1		
Alkoholpads	3 – 4		
Kontakt-Spray oder -Gel	1		
Kleenex (Karton)	1		
Händedesinfektion	1		
evtl. Handschuhe zum Eigenschutz	1		
Elektroden zur Extremitätenableitung: • rote Elektrode: rechtes Handgelenk • gelbe Elektrode: linkes Handgelenk • grüne Elektrode: linkes Fussgelenk • schwarze Elektrode: rechtes Fussgelenk (Erdung)	4		
Elektroden zur Brustwandableitung: • V1 – rot: 4. ICR, rechts parasternal • V2 – gelb: 4. ICR, links parasternal • V3 – grün: 5. Rippe zwischen V2 und V4 • V4 – braun: 5. ICR auf dem Schnittpunkt der linken Medioklavikularlinie • V5 – schwarz: Höhe von V4 auf dem Schnittpunkt der linken vorderer Axillarlinie • V6 – lila: Höhe von V4 und V5 auf dem Schnittpunkt der linken mittleren Axillariniee	6		

Erstellt von	Viktoria Zwahlen, MPK	Datum	02.04.20XX	Version	1
Geprüft von	Dr. med. A. Dubois	Datum	06.04.20XX	Seite	1/2

Dateipfad — Seite **1** von **2** — Vor- und Nachname Verfasser/in

© 2019, Verlag Careum — Formular Nr. 205 Checkliste EKG Seite 1/2

Aufgabe 41

Erstellen Sie eine Checkliste zum Thema «Einarbeitung einer neuen Lernenden mit Word oder Excel».

Überlegen Sie: Was alles benötigt die Lernende an ihrem ersten Arbeitstag? Verwenden Sie die Angaben Ihres Arbeitgebers.

Aufgabe 42

Erstellen Sie in Word oder Excel eine Checkliste zum Thema «Ferienvorbereitungen».

Überlegen Sie: Was alles muss organisiert werden, wenn die Praxis ferienhalber geschlossen bleibt? Verwenden Sie die Angaben Ihres Arbeitgebers.

4.7 Patientenbefragungen

Ein wertvolles Feedbackinstrument beziehungsweise ein wichtiger Bestandteil des Qualitätssicherungssystems sind Patientenbefragungen. Je besser eine Arztpraxis die Bedürfnisse oder Ängste der Patienten und Patientinnen kennt, umso besser kann sie auf diese eingehen.

Patientenumfragen werden maximal zweimal pro Jahr durchgeführt. Mit wenigen Fragen soll ein aussagekräftiges Ergebnis zustande kommen.

Das Thema der Umfrage sowie der Ablauf werden im Team besprochen und ausgearbeitet. Mögliche Themen sind Zeitmanagement, Erreichbarkeit, Atmosphäre im Wartezimmer. Von den Patienten und Patientinnen werden geschlossene Fragen bevorzugt. Die Rückmeldung erfolgt mittels Schulnoten (1–6), Ankreuzen von «sehr gut» bis «sehr schlecht» oder mit Smileys.

Der Fragebogen kann beispielsweise mit der Rechnung versandt oder persönlich übergeben werden. Der Grund für die Befragung und ein Dank für die Teilnahme sind wichtig. Das Ausfüllen erfolgt anonym.

Vernetzung
ADMIN 1, LZ 1.3.2 Arbeitsabläufe analysieren und dokumentieren

Aufgabe 43

Erstellen Sie eine Patientenumfrage digital im Word mit vier gezielten Fragen zum Wartezimmer (Atmosphäre, Sitzmöglichkeiten, Zeitschriften, Luftverhältnisse etc.). Die Vorlage der PRAXICA und der Lösungsvorschlag sind über den nebenstehenden Link abrufbar.

Abb. 22: Schreibpapier der PRAXICA

Dr. med. Milena Miller, Fachärztin Pädiatrie FMH
Dr. med. Antoine Dubois, Facharzt Allgemeine Innere Medizin FMH

PRAXICA
Allgemeine Innere Medizin und Pädiatrie

Tel. +41 32 967 11 37
www.praxica.ch
info@praxica.ch
GLN 7601XXX271082
ZSR-Nr. X006521

Careumallee 73
2501 Biel/Bienne

4.8 Digitales Kassabuch

In jeder Arztpraxis, in der Bargeldfluss herrscht, ist ein analoges oder ein elektronisches Kassabuch zu führen. Das einfache Kassabuch gibt einen Überblick über die Ein- und Ausgaben des Barzahlungsverkehrs in der Arztpraxis. Für die Ärztin und den Treuhänder dient das Kassabuch ausserdem dazu, zu sehen, wie viel Geld bar eingenommen und wofür Geld ausgegeben wird, und somit der Buchführung.

Vernetzung
ADMIN 2, LZ 1.4.8 Kassabuch und Bezahlungsmethoden beschreiben

Vernetzung
BÜRO, Excel

Aufgabe 44

Erstellen Sie ein Kassabuchkontoblatt mit Excel.

Sie führen das Kassabuch der PRAXICA von Dres. med. A. Dubois und M. Miller in Biel. Erstellen Sie das Kassabuch für den Monat Mai 20XX gemäss nachfolgender Abbildung.

Berechnen Sie das Total der Einnahmen und Ausgaben, den Saldo sowie Gesamt mit einer passenden Formel.

Das erstellte Kassabuch soll beim Ausdruck horizontal und vertikal auf der Seite zentriert sein.

Hinweise:

A1	Logo der PRAXICA
B1	Kassabuch: Schriftart Calibri, Schriftgrösse 14 pt, fett
C1/D1	Praxisname: Zellen verbinden, rechtsbündig, Schriftart Calibri, Schriftgrösse 11 pt, fett
A3–D3	Schriftart Calibri, Schriftgrösse 12 pt, fett, Schattierung 25 % grau
A15–D15	Schriftart Calibri, Schriftgrösse 12 pt, fett, Schattierung 25 % grau
übriger Text	Schriftart Calibri, Schriftgrösse 11 pt

	A	B	C	D
1	PRAXICA	Kassabuch		Praxica Dr. med. A. Dubois & M. Miller
2	Mai 20XX			
3	**Datum**	**Buchungstext**	**Einnahmen**	**Ausgaben**
4	01.05.20XX	Saldovortrag	CHF 180.65	
5	06.05.20XX	Kauf Büromaterial		CHF 34.90
6	12.05.20XX	Kauf Toner HP Desk-Jet, schwarz		CHF 83.40
7	17.05.20XX	Arztrechnung Nr. 0183, R. R.	CHF 166.40	
8	19.05.20XX	Nachtrag 10.05.20XX, Briefmarken		CHF 50.00
9				
10		Total Einnahmen/Ausgaben	CHF 347.05	CHF 168.30
11	31.05.20XX	Saldo		CHF 178.75
12		Gesamt	CHF 347.05	CHF 347.05
13				
14	Juni 20XX			
15	**Datum**	**Buchungstext**	**Einnahmen**	**Ausgaben**
16	01.06.20XX	Saldovortrag	CHF 178.75	

4.9 Digitale BtM-Bestand-Liste

Betäubungsmittelgesetz (BtMG) Ziffer I: *Für Betäubungsmittel, die als Heilmittel verwendet werden, gelten die Bestimmungen des Heilmittelgesetzes vom 15. Dezember 2002.*

Nach diesem Gesetz gelten unter anderem als:

a) *Betäubungsmittel: abhängigkeitserzeugende Stoffe und Präparate der Wirkungstypen Morphin, Kokain oder Cannabis, sowie Stoffe und Präparate, die auf deren Grundlage hergestellt werden oder eine ähnliche Wirkung wie diese haben;*

b) *psychotrope Stoffe: abhängigkeitserzeugende Stoffe und Präparate, welche Amphetamine, Barbiturate, Benzodiazepine oder Halluzinogene wie Lysergid oder Mescalin enthalten oder eine ähnliche Wirkung wie diese haben;*

Das BtMG will dem unbefugten Konsum vorbeugen, die Verfügbarkeit von Betäubungsmitteln und psychotropen Stoffen zu medizinischen und wissenschaftlichen Zwecken regeln, Personen vor suchtbedingten Störungen schützen und kriminelle Handlungen bekämpfen.

Mit der kantonalen Bewilligung zur selbstständigen Berufsausübung sowie mit der kantonalen Bewilligung zum Führen einer Privatapotheke ist der Arzt berechtigt, Betäubungsmittel zu beziehen, zu lagern und abzugeben.

> Betäubungsmittel müssen diebstahlsicher gelagert werden.

Gemäss Betäubungsmittelkontrollverordnung (BetmKV) Artikel 63 Absatz 4 muss über jede kontrollierte Substanz und über jedes Arzneimittel mit kontrollierten Substanzen unter Berücksichtigung der unterschiedlichen Darreichungsform, Dosierstärke und Packungseinheit Buch geführt werden. Die einzelnen Bewegungen müssen nachvollziehbar dokumentiert sein (z. B. Datum, genaue Abgabe, Visum). In einem sogenannten Betäubungsmitteljournal (BtM-Journal) wird der Bestand nachgeführt: Lager am Jahresanfang, Bestellungseingang, Medikamentenabgabe, Verlust, Entsorgung. Auf Ende Jahr ist die Buchführung abzuschliessen, das heisst, von der fachtechnisch verantwortlichen Person (fvP) zu kontrollieren und mit Unterschrift zu bestätigen. Bestand und Buchführung sind jederzeit gegenüber der Kantonalen Heilmittelkontrolle auszuweisen.

> BtM-Journale, die digital geführt werden, sind quartalsweise auszudrucken. Die Richtigkeit wird vom zuständigen Arzt (fachtechnisch verantwortliche Person, fvP) mit eigenhändiger Unterschrift bestätigt.

Vernetzung
ADMIN 2, LZ 1.4.5 Medikamentendaten bearbeiten, Betäubungsmitteljournal

Vernetzung
BÜRO, Excel

Aufgabe 45

Erstellen Sie eine BtM-Bestand-Liste mit Excel für das Medikament MST® Continus® Tabletten 30 mg gemäss nachfolgendem Beispiel.

Eingänge und Ausgänge sind so miteinander zu verknüpfen und mit der Wenn-Funktion zu hinterlegen, dass der Bestand automatisch nachgeführt wird. Die Erklärung dazu finden Sie im Band «Grundlagen Bürokommunikation».

Hinweise:

Seitenlayout	Seitenränder oben 5 cm, links, rechts, unten je 1 cm, Kopf- und Fusszeile je 0.7 cm
A1–E1	Bezeichnung des BtM-Blatts: Schrift Calibri, Schriftgrösse 12 pt, fett
A2–E2	Schriftart Calibri, Schriftgrösse 12 pt, fett, Schattierung 15 % grau
übriger Text	Schriftart Calibri, Schriftgrösse 11 pt

	A	B	C	D	E
1	**Bezeichnung des Betäubungsmittels: MST Continus retard 30 mg LX**				
2	**Datum**	**Art der Bestandesänderung**	**Eingänge**	**Ausgänge**	**Bestand**
3			Tabletten	Tabletten	Tabletten
4	01.01.20XX	Übertrag vom 31.12.20XX			120
5	15.01.20XX	Abgabe an Herrn A. B.		60	60
6	16.01.20XX	Lieferung vom Grossist zur Rose	180		240
7	05.02.20XX	Abgabe an Frau C. E.		60	180
8	14.02.20XX	Abgabe an Herrn G. L.		60	120
9	11.03.20XX	Abgabe an Frau M. G.		60	60
10	12.03.20XX	Lieferung vom Grossist zur Rose	180		240
11	12.03.20XX	Rücksendung an Grossist zur Rose		60	180
12	23.03.20XX	Abgabe an Frau M. G.		60	120
13					
14	31.03.20XX	**Bestand 1. Quartal**			120
15–31					
32	Ort, Datum		Eigenhändige Unterschrift		
33			Antoine Dubois, fvP		
34					
35	....				

4.10 Digitale Lohnabrechnung

Die Lohnabrechnung (auch Gehaltsabrechnung genannt) ist ein Textdokument, das Angaben über den Berechnungszeitraum und die Zusammensetzung des Lohns enthält.

Dazu gehören unter anderem Abzüge, Zulagen und Zuschläge, sonstige Vergütungen sowie Vorschüsse oder Abzahlungen. Die Lohnabrechnung wird in der Regel einmal im Monat vom Arbeitgeber an die Mitarbeitenden ausgestellt.

Aufgabe 46

Erstellen Sie eine Lohnabrechnung in Excel gemäss nachfolgendem Beispiel. Verwenden Sie für die Abzüge und zum Ausrechnen der Netto-Lohnsumme die entsprechenden Formeln. Die Erklärung dazu finden Sie im Band «Grundlagen Bürokommunikation». Zwischen A1–D1 Briefkopf der PRAXICA einfügen.

Angaben zur Lohnabrechnung

Erstellen Sie die Lohnabrechnung für die Raumpflegerin Sylvana Hänni, 23.01.1977, Güterstrasse 12, 2501 Biel, AHV-Nr. 756.3445.4022.XX.

Sylvana Hänni hat in der Ferienabwesenheit des Praxisteams die Praxisräume, Fenster und Rollläden gründlich gereinigt. Sie arbeitete insgesamt 24 h zu einem Stundenlohnansatz von CHF 28.00.

Lohnabzüge:

- AHV/IV/EO-Abzug: 5,275 %
- ALV-Abzug: 1,100 %
- NBU-Prämien: 0,550 %

	A	B	C	D
1	**Lohnabrechnung Juli 20XX**			Biel, 25.07.20XX
2				
3	Frau			AHV-Nr. 756.3445.4022.XX
4	Hänni Sylvana			
5	Güterstrasse 12			
6	2501 Biel			
7				
8	**Bezeichnung**	**Ansatz/Basis**	**Anzahl Std./%**	**Betrag CHF**
9	Stunden Reinigungsarbeit	CHF 28.00	24.00	672.00
10	Anteil Ferienentschädigung	672.00	10.64%	71.50
11	Anteill Feiertagsentschädigung	672.00	2.00%	13.45
12				
13	**Brutto**			**756.95**
14				
15	AHV/IV/EO-Abzug	756.95	5.275%	39.95
16	ALV-Abzug	756.95	1.10%	8.35
17	Krankentaggeldvers.	756.95	0.75%	5.70
18				
19	**Total Abzüge**			**54.00**
20				
21	**Netto**			**702.95**
22				
23	**Auszahlungsbetrag**			**702.95**
24				
25		Bitte Abrechnung kontrollieren und allfällige Unstimmigkeiten sofort melden!		

4.11 Digitales Spesenformular

Als Spesen im Sinne dieses Reglements gelten die Auslagen, die den Mitarbeitenden im Interesse des Arbeitgebers angefallen sind. Die Mitarbeitenden sind verpflichtet, ihre Spesen im Rahmen dieses Reglements möglichst tief zu halten. Aufwendungen, die für die Arbeitsausführung nicht notwendig waren, werden von der Firma nicht übernommen, sondern sind von den Mitarbeitenden selbst zu tragen.

Im Wesentlichen werden den Mitarbeitenden folgende geschäftlich bedingten Auslagen ersetzt:
- Fahrtkosten
- Verpflegungskosten
- Übernachtungskosten
- übrige Kosten

Aufwände für Spesen sind mit einer Quittung zu belegen.

Vernetzung
BÜRO, Excel

Aufgabe 47

Erstellen Sie ein Spesenformular mit Excel gemäss nachfolgendem Beispiel. Berechnen Sie den Frankenbetrag sowie die Summe der Ausgaben mit einer passenden Formel.

Angaben zu den Spesen von Viktoria Zwahlen im Oktober 20XX

Workshop «Hygiene in der Arztpraxis», Schülke & Mayr AG, Sihlfeldstrasse 58, 8003 Zürich
- Kurskosten inkl. Dokumentation: CHF 300.00
- Fahrt mit Privatauto: 243 km
- Parkspesen: CHF 26.00
- Mittagessen: CHF 42.50

Hinweise:

Seitenlayout	Seitenränder oben 0.8 cm, links 1.2 cm, rechts 0.5 cm, unten 1.2 cm, Kopf- und Fusszeile 0.3 cm
A1–C2	Zellen verbinden, Schriftart Arial 14 pt, fett, Text in Klammer: Arial 10 pt
A3–B3	Zellen verbinden, Schriftart Arial 12 pt, fett, hellgraue Schattierung Hintergrund 2
A4–B4	Zellen verbinden, Schriftart Arial 12 pt, fett, hellgraue Schattierung Hintergrund 2
A5–B5	Zellen verbinden, Schriftart Arial 12 pt, fett, hellgraue Schattierung Hintergrund 2
B7–C7	Zellen verbinden, Schriftart Arial 12 pt, fett
B8–C13	Schriftart und -grösse Arial 11 pt, nicht fett
A22–E22	Zellen verbinden, Total rechtsbündig, Schriftart und -grösse Arial 12 pt, fett
übriger Text	Schriftart Arial, Schriftgrösse 10 pt

	A	B	C	D	E	F
1	**Spesenabrechnung** (für die Lohnbuchhaltung)					
2						
3	**Name**					
4	**Vorname**					
5	**Monat**	**Jahr**				
6						
7	Datum	Bezeichnung - Anlass / Ort / Grund			Pro-jekt-Nr.	CHF
8		(Fahrzeugentschädigung CHF -.70 pro km)				
9						
10		Workshop "Hygiene in der Arztpraxis", Schülke & Mayr AG, Zürich				300.00
11		Fahrt mit dem Privatauto 243 km:				170.10
12		Parkspesen				26.00
13		Mittagessen				42.50
14						
15						
16						
17						
18						
19						
20						
21						
22						
23		Zeitungen und Fachliteratur:				
24		Diverses (übriger Betriebsaufwand):				
25						
26						
27				Total		538.60
28			Unterschrift Mitarbeitende:			
29			Visum MPK:			
30	Datum:					
31	Datum:					

5 Anwendungsbeispiele, selbstständige Briefe

5.1 Kurzbriefe

In einem Kurzbrief muss die Textlänge im guten Verhältnis zum Informationsziel stehen. In der Prägnanz der Mitteilung geht es darum, kurze und aussagekräftige Texte zu schreiben. Der Inhalt des Schriftstücks beschränkt sich somit auf das Wesentliche und entspricht der Erwartungshaltung des Empfängers.

> Prägnante Texte entstehen, wenn auf Floskeln, Nominalstil und/oder Worterweiterungen verzichtet wird.

Sprache und Stil

Stil ist Geschmackssache, und doch gibt es Regeln, die beachtet werden müssen:
- Verben vor Nomen
- einfach vor kompliziert
- positiv vor negativ
- Lösung vor Problem
- deutsche Ausdrücke vor Fremdwörtern
- abwechselnde Wortwahl
- Wortwahl passend zum Inhalt
- klare Formulierungen

5.2 Floskeln, Nominalstil und Worterweiterungen

5.2.1 Floskeln

Floskeln sind nichtssagende Füllwörter oder Formulierungen. Sie fliessen meist dann in den Text ein, wenn nicht klar ist, was man genau schreiben will.

Oft gebrauchte Floskeln sind:
- Anlauffloskeln wie: «ich denke», «ich hoffe», «also», «nun gut», «nun ja» usw.
- floskelhafter Höflichkeitskonjunktiv wie: «Wir wären Ihnen dankbar, wenn Sie uns mitteilen würden …», «… wenn Sie prüfen könnten …» usw.
- Abschwächungsfloskeln wie: «grundsätzlich», «ziemlich», «praktisch», «relativ», «vor allem», «an sich», «überhaupt», «durchaus» usw.
- Floskeln, um (Teil)sätze zu verbinden, wie: «dass», «da» oder «leider»
- Floskeln mit überflüssigen Modalverben wie: «müssen», «dürfen», «sollen», «wollen», «können» und «mögen»

> Floskeln können einfach ersetzt werden. Der Brieftext wird dadurch direkter, ansprechender und präziser, ohne unhöflich zu wirken.

Beispiele

Satz mit Floskeln	moderne Korrespondenzsprache
Darf ich Sie bitten, mich heute zu kontaktieren?	Bitte kontaktieren Sie mich heute.
Ich bitte Sie höflich, mir bis am Dienstag eine schriftliche Antwort zu geben.	Ich bitte Sie, mir bis am Dienstag schriftlich Bescheid zu geben.
Obgenannte Patientin war bei uns in Behandlung.	Frau Müller war bei uns in Behandlung.
Für das Zustellen der Unterlagen danke ich Ihnen im Voraus bestens.	Ich danke Ihnen für das Zustellen der Unterlagen.
Wir schicken Ihnen die Unterlagen.	Sie erhalten die Unterlagen.
Bezüglich einer Antwort auf die von dir gestellten Frage komme ich morgen auf dich zu.	Deine Frage beantworte ich morgen.
Ich werde mich mit dir in Verbindung setzen.	Du hörst von mir.
Ich beziehe mich auf die Unfallabrechnung vom … und habe dazu folgende Frage:	Zur Unfallabrechnung vom … habe ich eine Frage.
Wir möchten Sie davon unterrichten, dass die bestellten Medikamente bereitstehen.	Die bestellten Medikamente liegen (stehen) bereit.
Wir haben Ihre Medikamentenlieferung dankend erhalten.	Wir haben Ihre Medikamentenlieferung erhalten. Besten Dank. (Besten Dank für die termingerechte Lieferung.)
Für weitere Fragen stehen wir Ihnen jederzeit gern zur Verfügung.	Bei Fragen stehen wir Ihnen gern zur Verfügung. (Fragen beantworten wir gern.)
Wir möchten Ihnen zu Ihrem runden Geburtstag gratulieren.	Wir gratulieren Ihnen zum runden Geburtstag. (Herzlichen Glückwunsch zum runden Geburtstag.)
Wir sind gezwungen, die Betreibung einzuleiten.	Wir leiten die Betreibung ein.
Ist es möglich, dass wir den Termin verschieben können?	Ist es möglich, den Termin zu verschieben?
Wir möchten Sie an die Jahreskontrolle erinnern.	Wir erinnern Sie an die Jahreskontrolle.
Da wir in den Ferien sind, bleibt die Praxis geschlossen.	Wir sind in den Ferien. Die Praxis bleibt geschlossen.
Leider können wir die Medikamente nicht für Sie bestellen.	Die von Ihnen gewünschten Medikamente können wir nicht bestellen.

> ⚠ **Achtung**
> Der Einstieg in einen Brieftext darf nicht negativ formuliert sein!

Aufgabe 48

Die Liste mit Floskeln ist nicht vollständig. Vervollständigen Sie diese im Laufe Ihrer Ausbildung mit eigenen Beispielen.

5.2.2 Nominalstil versus Verbalstil

Der Nominalstil bezeichnet Brieftexte, bei denen Nomen (Substantive) vorherrschen. Der Nominalstil begünstigt die Formulierung von kürzeren Sätzen und einer grösseren Informationsdichte. Das Gegenteil davon ist der Verbalstil, bei dem viele Verben eingesetzt werden. Der Verbalstil wirkt verständlicher, lebendiger und ansprechender.

> In modernen Texten wird überflüssiger Nominalstil durch Verbalstil ersetzt.

Beispiele

Nominalstil	Verbalstil
zur Kenntnis bringen	informieren
die Zusicherung machen	zusichern
in der Lage sein	können
eine Bestellung aufgeben	bestellen
in Betrieb nehmen	einschalten
zum Abschluss bringen	abschliessen
Änderungen vornehmen	ändern
eine Mitteilung machen	mitteilen

Aufgabe 49

Diese Liste ist nicht vollständig. Vervollständigen Sie diese im Laufe Ihrer Ausbildung mit eigenen Beispielen.

5.2.3 Worterweiterungen

Wörter werden verlängert, damit sie einen vermeintlich formellen Ausdruck bekommen. Worterweiterungen haben jedoch keine zusätzliche Aussagekraft.

Beispiele

unnötige Erweiterung	einfacher Begriff
Nachkontrolle	Kontrolle
Problemstellung	Problem
Erwartungshaltung	Erwartung
Schadensausmass	Schaden
Konzeption	Konzept
Anlieferung	Lieferung
getroffene Vereinbarung	Vereinbarung
Mit freundlichen Grüssen	Freundliche Grüsse
abändern	ändern
einsparen	sparen

Aufgabe 50

Die Liste der unnötigen Worterweiterungen ist nicht vollständig. Vervollständigen Sie diese im Laufe Ihrer Ausbildung mit eigenen Beispielen.

5.3 Lange und schwerfällige Sätze vermeiden

Lange und schwerfällige Sätze gespickt mit Fremdwörtern beeinflussen den Lesefluss negativ, langweilen den Leser, wirken altmodisch und können zu Missverständnissen führen.

Beispiele

Passiv-Formulierung:
- «Die Rechnung wird Ihnen zu einem späteren Zeitpunkt gesendet.»
- «Es ist vom Arzt entschieden worden, eine weitere Laboranalyse durchführen zu lassen.»

Besser:
- «Die Rechnung erhalten Sie zu einem späteren Zeitpunkt.»
- «Der Arzt hat entschieden, eine weitere Laboranalyse durchzuführen.»

Präsens- statt Futur-Sätze:
- «Ihre Informationen werden wir vertraulich behandeln.»
- «Am 12. Juni wird der Praxisausflug stattfinden.»

Besser:
- «Ihre Informationen behandeln wir vertraulich.»
- «Am 12. Juni findet der Praxisausflug statt.»

Unnötige Fremdwörter vermeiden:

- «Die Lotion hat eine selektive Wirkung.»
- «Das Medikament hat eine sedierende und prompte Wirkung.»

Besser:

- «Die Lotion wirkt gezielt.»
- «Das Medikament wirkt beruhigend und schnell.»

5.4 Geschäftsbriefe

Trotz der Vielfältigkeit der modernen Kommunikationsmöglichkeiten hat der Geschäftsbrief auch heute noch seine Berechtigung.

Der Geschäftsbrief erfüllt einen formellen Zweck,

- wenn eine eigenhändige Unterschrift verlangt wird.
- wenn es um vertrauliche Informationen geht.
- wenn die schriftliche Form aus rechtlichen Gründen vorgeschrieben ist.

Beim Verfassen von Geschäftsbriefen sind die allgemeingültigen formalen Vorgaben zu beachten (siehe Kap. 1.3, S. 14).

> Persönliche Briefe zu einem Anlass oder einem Ereignis wie Glückwünsche zum Geburtstag, zu einer Geburt, zur Pensionierung oder ein Kondolenzschreiben sind handschriftlich zu verfassen.

Geschäftsbriefe sind in kurzen Sätzen von maximal 12 Wörtern pro Satz zu verfassen.

5.4.1 Anfrage

Unterschied zwischen bestimmter und unbestimmter Anfrage

Die bestimmte Anfrage beinhaltet für die Empfängerin konkrete Fragen zu einer bestimmten Ware oder einer Dienstleistung. Die Formulierung ist sachlich und exakt, um ein möglichst genaues und vergleichbares Angebot zu erhalten. Die bestimmte Anfrage kann Wünsche zu Qualität, Preis, Liefertermin, Lieferart enthalten. Die bestimmte Anfrage wird so verfasst, dass ein Angebot ohne Rückfrage erfolgen kann.

Mit dem Schreiben einer unbestimmten Anfrage (auch allgemeine Anfrage genannt) erkundigt man sich nach einem Warenangebot, einem gewünschten Katalog, einem Vertreterbesuch oder allgemeinen Auskünften zu einer Dienstleistung oder einem Produkt.

Inhalt einer Anfrage

Infozeile	kurze und aussagekräftige Überschrift, z. B. «Anfrage zu XY» oder «Angebot zu XY»
Einleitung	Anlass des Briefs, Interesse bekunden an der Ware oder der Dienstleistung, evtl. auf Empfehlung von XY
Brieftext	Genaue Warenbezeichnung (Anzahl, Menge, Lieferzeit, Preis), genauen Beschrieb der Dienstleistung, evtl. Sonderwünsche (z. B. Liefertermin) erwähnen. Bitte um Angebot bzw. Antwort
Schlussteil	Dank und passende Grussformel

Besonderes:
- Hinweis auf Konkurrenzangebot
- evtl. bereits Gegenangebot (Kundenangebot evtl. beilegen oder erwähnen)

Anfangssätze:
- «Wir bitten Sie, uns ein Angebot … zu erstellen.»
- «Unterbreiten Sie uns ein Angebot für …»
- «Wir interessieren uns für … und bitten um ein Angebot.»
- «Bitte senden Sie uns Unterlagen über …»

Schlusssätze:
- «Danke für Ihr Angebot.»
- «Für Ihre Antwort bedanken wir uns.»

Aufgabe 51

Erstellen Sie eine Anfrage zum Workshop gemäss den nachfolgenden Angaben.
Die Briefvorlage zum Lösen dieser Aufgabe und der Lösungsvorschlag sind über den nebenstehenden Link abrufbar.

Absender	PRAXICA, Dr. med. Antoine Dubois, Facharzt Allgemeine Innere Medizin FMH, Careumallee 73, 2501 Biel/Bienne, Tel. +41 32 967 11 37, E-Mail info@praxica.ch
Empfänger	Schülke & Mayr AG, Sihlfeldstrasse 58, 8003 Zürich
Datum	aktuelles Datum
Anfrage	Interesse für den auf der Webseite ausgeschriebenen Workshop: Hygiene in der Arztpraxis, Bitte um genaues Kursprogramm, Daten, Preis

Aufgabe 52

Erstellen Sie eine Anfrage für einen Vertretertermin gemäss den nachfolgenden Angaben.
Die Briefvorlage zum Lösen dieser Aufgabe und der Lösungsvorschlag sind über den nebenstehenden Link abrufbar.

Absender	PRAXICA, Dr. med. Milena Miller, Fachärztin Pädiatrie FMH, Careumallee 73, 2501 Biel/Bienne, Tel. +41 32 967 11 37, E-Mail info@praxica.ch
Empfänger	Mepha Pharma AG, Frau E. Peterer, Kirschgartenstrasse 14, 4051 Basel
Datum	aktuelles Datum
Anfrage	Vertretertermin gewünscht, Interesse für das neue Blutzuckermessgerät aus der neuen Broschüre

5.4.2 Bestellung

In den meisten Arztpraxen und Spitälern wird heutzutage digital oder anhand eines vorgefertigten Formulars bestellt. Dies ist zeitsparend, einfach und weniger anfällig für Fehler.

Hingegen werden individuelle oder spezielle Bestellungen noch immer schriftlich per Briefpost erstellt. Auch hier gilt: Je übersichtlicher und prägnanter eine Bestellung gegliedert ist, desto einfacher ist es für den Empfänger.

Medizinische Korrespondenz | 5 Anwendungsbeispiele, selbstständige Briefe

Aufgabe 53

Welche Bestellformen sind in der Arztpraxis bekannt? Schreiben Sie sich die Varianten, die Sie aus der Praxisorganisation kennen, auf.

Inhalt einer Bestellung

Infozeile	kurze und aussagekräftige Überschrift, z. B. «Bestellung neuer Terminkarten» oder «Bestellung einer Neuauflage Briefpapier»
Einleitung	evtl. Dank für das Angebot, Angaben zur Bestellung
Brieftext	Bestellung: genaue Beschreibung der gewünschten Ware (Anzahl, Menge, Packungsgrösse, Artikelbeschreibung, Artikelnummer, evtl. Preisangabe)
Schlussteil	Lieferbedingungen (Abwesenheit mitteilen, kein Aufzug im Gebäude usw.) Liefertermin nennen heisst Fixgeschäft Dank und passende Grussformel

Besonderes:
- Eine Auftragsbestätigung verlangen.
- Das Lieferdatum eindeutig vorgeben (z. B. 14.05.20XX) heisst Fixgeschäft.

Anfangssätze:
- «Wir bedanken uns für Ihr Angebot bzw. Ihre Offerte und bestellen …»
- «Wir bestellen wie telefonisch besprochen …»
- «Für Ihr Angebot vom … sind wir dankbar. Wir bestellen …»

Schlusssätze:
- «Danke für Ihre pünktliche Lieferung. Freundliche Grüsse …»

Aufgabe 54

Verfassen Sie eine Bestellung in Briefform gemäss unten aufgeführten Angaben bzw. anhand der Bestellliste. Der Lösungsvorschlag ist über den nebenstehenden Link abrufbar.

Absender	Verwenden Sie die Praxisadresse Ihrer Arbeitsstelle.
Empfänger	Galexis AG, Olivia Hauri, Industriestrasse 2, Postfach, 4707 Niederbipp
Datum	aktuelles Datum
Bestellung	gemäss folgender Bestellliste

Bestellliste:

Menge	Packungsinhalt	Produkt	Grösse	MiGel-Nr.
3×	10	DermaPlast® Faltkompressen	10 cm × 10 cm	35.01.01.03.1
12×	100	Opsite Post-OP Fertigverband	6,5 cm × 5 cm	35.05.10.01.1
5×	2	DermaPlast® CoFix	2,5 cm × 4 cm	35.01.06.11.1

Aufgabe 55

Verfassen Sie eine Bestellung in Briefform gemäss unten aufgeführten Angaben. Der Lösungsvorschlag ist über den nebenstehenden Link abrufbar.

Absender	Verwenden Sie die Praxisadresse Ihrer Arbeitsstelle.
Empfänger	ALK, Chriesbaumstrasse 6, 8604 Volketswil
Datum	aktuelles Datum
Bestellung	Bestellen Sie: 1 OP Fortsetzungsbehandlung Gräser + Roggen 4 ml 1 OP Erstbehandlung Bäume 4 ml 1 OP Erstbehandlung Gräser + Roggen 4 ml
Liefertermin	ab dem 01. des kommenden Monats möglich

5.4.3 Widerruf der Bestellung

Eine Bestellung widerrufen bedeutet, eine getroffene Zusage (Bestellung) rückgängig zu machen. Auf jeden Fall wird die Bestellung nicht mehr benötigt. Nicht jeder Vertrag ist widerrufbar. In der Regel steht dem Käufer dazu eine 7-tägige Frist zu (OR Art. 40e).

Begründungen für einen Widerruf können in der Arztpraxis zum Beispiel ein Bestellfehler, der Tod der Patientin, ein Irrtum in der Lagerhaltung und so weiter sein (OR Art. 40a ff.).

Inhalt bei Widerruf der Bestellung

Infozeile	kurze und aussagekräftige Überschrift, z. B. «Widerruf der Terminkartenbestellung» oder «Widerruf der bestellten Neuauflage Briefpapier»
Einleitung	Grund für den Widerruf der Bestellung
Brieftext	Bezug nehmen auf die Bestellung: Wann wurde was wie und in welcher Menge bestellt? Ebenfalls zu erwähnen sind Vertrags- und Kundennummer (falls vorhanden). Den Widerruf schriftlich bestätigen lassen.
Schlussteil	Bitte um Verständnis und Dank für das Entgegenkommen passende Grussformel

Besonderes:
- telefonische Vorankündigung
- Express
- Einschreiben (R)

Anfangssätze:
- «Wir widerrufen die Bestellung von …»
- «Wir widerrufen die gestrige Bestellung und bitten Sie, diese zu stornieren.»
- «Wir bitten Sie, den Auftrag … aus folgendem Grund zu annullieren: …»

Schlusssätze:
- «Bitte bestätigen Sie uns den Widerruf schriftlich.»
- «Für Ihr Verständnis danken wir Ihnen sehr.»
- «Bei einem anderen Auftrag werden wir Sie wieder berücksichtigen.»
- «Wir freuen uns auf eine weiterhin gute Geschäftsbeziehung.»

Aufgabe 56

Verfassen Sie einen Widerruf in Briefform anhand der folgenden Angaben. Der Lösungsvorschlag ist über den nebenstehenden Link abrufbar.

Absender	Verwenden Sie die Praxisadresse Ihrer Arbeitsstelle.
Empfänger	Galexis AG, Olivia Hauri, Industriestrasse 2, Postfach, 4707 Niederbipp
Datum	aktuelles Datum
Widerruf	Widerrufen Sie die Bestellung aus der Aufgabe 49 (siehe Bestellliste unten).
Grund	Doppelbestellung

Bestellliste (Doppelbestellung):

Menge	Packungsinhalt	Produkt	Grösse	MiGel-Nr.
3×	10	DermaPlast® Faltkompressen	10 cm × 10 cm	35.01.01.03.1
12×	100	Opsite Post-OP Fertigverband	6,5 cm × 5 cm	35.05.10.01.1
5×	2	DermaPlast® CoFix	2,5 cm × 4 cm	35.01.06.11.1

Aufgabe 57

Verfassen Sie einen Widerruf in Briefform anhand der folgenden Angaben. Der Lösungsvorschlag ist über den nebenstehenden Link abrufbar.

Absender	Verwenden Sie die Praxisadresse Ihrer Arbeitsstelle.
Empfänger	ALK, Chriesbaumstrasse 6, 8604 Volketswil
Datum	07.03.20XX
Widerruf	Widerrufen Sie die Bestellung aus der Aufgabe 50: 1 OP Fortsetzungsbehandlung Gräser + Roggen 4 ml 1 OP Erstbehandlung Bäume 4 ml 1 OP Erstbehandlung Gräser + Roggen 4 ml
Grund	Die Patientin hat ihre Meinung geändert und will die Behandlung erst das nächste Jahr beginnen.

5.4.4 Mahnung bei Lieferverzug

Bei einer Lieferung, die nicht fristgerecht geliefert wird, hat der Kunde das Recht, den Lieferanten an das Lieferversprechen zu erinnern (OR Art. 102 ff.) Man unterscheidet zwei Arten:

- Das Mahngeschäft: Bei diesem wurde ein unbestimmtes Datum (z. B. Ende Oktober oder Lieferung Woche 31) gesetzt. Trifft die Lieferung nicht zum vereinbarten Zeitpunkt ein, kann der Gläubiger (Käufer oder Besteller) eine Nachfrist setzen (Mahnung bei Lieferverzug). Diese Liefermahnung kann dann zu einem Fixgeschäft werden.
- Das Fixgeschäft: Hier ist das Lieferdatum eindeutig vorgegeben (z. B. 14.03.20XX). Bei verspäteter Lieferung kann der Gläubiger gegenüber dem Schuldner Schadenersatz fordern oder vom Vertrag zurücktreten (OR Art. 107 ff.).

Der Schuldner (Verkäufer) kann sich von der Haftung durch einen Nachweis, dass der Verzug ohne jedes Verschulden von seiner Seite eingetreten ist, befreien.

Inhalt bei Lieferverzug

Infozeile	kurze und aussagekräftige Überschrift, z. B. «Lieferverzug der am 21.05.20XX bestellten Terminkarten»
Einleitung	Bestelldatum nennen. Artikelbezeichnung und Menge Bezugnehmen auf den vereinbarten Liefertermin
Brieftext	Feststellen der Verspätung Hinweis auf die Folgen Nachfrist festlegen
Schlussteil	Bitte um eine Antwort Dank und passende Grussformel

Besonderes:
- Kopie Auftragsbestätigung bzw. Bestellbestätigung als Beilage
- Einschreiben (R)

Anfangssätze:
- «Vor zwei Wochen bestellten wir bei Ihnen … Diese sollten wie vereinbart bis spätestens … per Post geliefert werden. Bis heute erfolgte keine Lieferung.»
- «Sie haben uns in Ihrer Auftragsbestätigung vom … eine Lieferung zugesichert. Bis heute ist die Ware nicht eingetroffen.»

Schlusssätze:
- «Ihre Lieferung erwarten wir am …»
- «Gute Geschäftsbeziehungen sind Ihnen sicher genauso wichtig wie uns. Wir erwarten die Lieferung bis spätestens …»
- «Bitte bestätigen Sie uns den neuen Liefertermin per E-Mail.»
- «Bitte halten Sie den neu vereinbarten Liefertermin ein.»

Aufgabe 58

Erstellen Sie ein Schreiben zum Lieferverzug. Die nötigen Angaben finden Sie nachfolgend aufgelistet. Der Lösungsvorschlag ist über den nebenstehenden Link abrufbar.

Absender	Verwenden Sie die Praxisadresse Ihrer Arbeitsstelle.
Empfänger	Galexis AG, Olivia Hauri, Industriestrasse 2, Postfach, 4707 Niederbipp
Datum	aktuelles Datum
Mahnung bei Lieferverzug	Der Arzt bzw. die Ärztin hat ein Otoskop Heine mini 3000 bestellt. Auftragsbestätigung erhalten für das Otoskop, CHF 191.10, mit Lieferung in 4–5 Tagen. Das Gerät ist noch immer nicht eingetroffen. Eine Woche nach Liefertermin.

Aufgabe 59

Erstellen Sie ein Schreiben zum Lieferverzug. Die nötigen Angaben finden Sie nachfolgend aufgelistet. Der Lösungsvorschlag ist über den nebenstehenden Link abrufbar.

Absender	Verwenden Sie die Praxisadresse Ihrer Arbeitsstelle.
Empfänger	Labor Team W AG, Blumenegg, Postfach 9001, 9403 Goldach
Datum	aktuelles Datum
Mahnung bei Lieferverzug	Der Arzt bzw. die Ärztin hat vor sechs Wochen beim Labor ein Reflotron System von Roche bestellt. Auftragsbestätigung erhalten für das Reflotron, CHF 5250.00, mit Lieferung in zwei Wochen. Das Gerät ist noch immer nicht eingetroffen. Vier Wochen nach Liefertermin.

5.4.5 Mängelrüge

Wie der Name sagt, wird mit einer Mängelrüge ein festgestellter Mangel beziehungsweise Fehler an einem (neuen) Produkt beanstandet und dem Verkäufer mitgeteilt. Ein Mangel oder Fehler besteht dann, wenn das Produkt nicht den offerierten Eigenschaften entspricht, wenn Schäden oder nicht alle Teile vorhanden sind, wenn ein Produkt nicht funktioniert und so weiter.

Die gelieferte Ware wird nach Erhalt sofort kontrolliert und auf Mängel überprüft. Werden Mängel, Fehler oder Defekte an einem neuen Produkt festgestellt, müssen diese dem Verkäufer unverzüglich, schriftlich und per Einschreiben (R) mitgeteilt werden. In der Regel hat der Käufer die folgenden Möglichkeiten:

- Wandlung: Der Kaufvertrag wird rückgängig gemacht.
- Minderung: Preisermässigung
- Ersatzlieferung
- Reparatur

Die beanstandete Ware muss beim Käufer aufbewahrt werden. Für Schäden, die durch mangelhafte Sorgfalt bei der Lieferung erfolgten, kann Schadenersatz gefordert werden. Versäumt der Käufer die rechtzeitige Mängelrüge, so gilt die Ware als genehmigt (Quelle: OR Art. 185, 200, 201, 210, 219, 220).

Inhalt einer Mängelrüge

Infozeile	kurze und aussagekräftige Überschrift, z. B. «mangelhafte Lieferung oder Mangel festgestellt»
Einleitung	Datum der Lieferung, evtl. Dank für pünktliche Lieferung Artikelbezeichnung und Menge
Brieftext	Mangel genau und sachlich beschreiben. Vorschlag zur Wiedergutmachung unterbreiten: Ersatz, Preisermässigung, Rücktritt vom Kaufvertrag Eventuell schreiben, dass die Ware zurückbehalten wird.
Schlussteil	Bitte um eine Stellungnahme Dank und passende Grussformel

Besonderes:
- Kopie des Lieferscheins als Beilage
- Einschreiben (R)

Anfangssätze:
- «Am (Datum) bestellte ich bei Ihnen …»
- «Wir erhielten gestern die Lieferung des …»
- «Wir danken für Ihre pünktliche Lieferung von gestern.»

Schlusssätze:
- «Wir bitten Sie, den oben beschriebenen Mangel zu beheben.»
- «Wir danken für Ihre Ersatzlieferung bis …»
- «Wir erwarten Ihre Antwort.»

Aufgabe 60

Erstellen Sie eine Mängelrüge gemäss den folgenden Angaben.
Die Briefvorlage zum Lösen dieser Aufgabe und der Lösungsvorschlag sind über den nebenstehenden Link abrufbar.

Absender	PRAXICA, Dr. med. Milena Miller, Fachärztin Pädiatrie FMH, Careumallee 73, 2501 Biel/Bienne, Tel. +41 32 967 11 37, E-Mail info@praxica.ch
Empfänger	Praxipharm, Hauptstrasse 22, 9042 Speicher, Tel. 071 335 77 66
Datum	aktuelles Datum
Mängelrüge	Sie haben heute eine Bestellung erhalten: 10 OP Sirdalud à 30 Tabl., 5 Schachteln sind eingedrückt.
Wiedergutmachung	Verlangen Sie Ersatz, defekte Schachteln sind zum Abholen bereit.

Aufgabe 61

Erstellen Sie eine Mängelrüge gemäss den folgenden Angaben. Der Lösungsvorschlag ist über den nebenstehenden Link abrufbar.

Absender	Verwenden Sie die Praxisadresse Ihrer Arbeitsstelle.
Empfänger	OncoMedical Homecare AG, Vordere Hauptstrasse 9, 4800 Zofingen
Datum	aktuelles Datum
Mängelrüge	Beim gelieferten ERKA Perfect Aneroid Manometer-Blutdruckapparat ist das Luftablassventil defekt.
Wiedergutmachung	Blutdruckapparat schnellstmöglichst ersetzen.

> Ersatz und Umtausch haben zwei verschiedene Bedeutungen:
> Beim Ersatz wird mangelhafte Ware durch intakte Ware ausgetauscht. Bei einem Umtausch gibt der Käufer dem Verkäufer Ware zurück und erhält dafür andere Ware oder eine Gutschrift.

Abb. 23: Mahnung

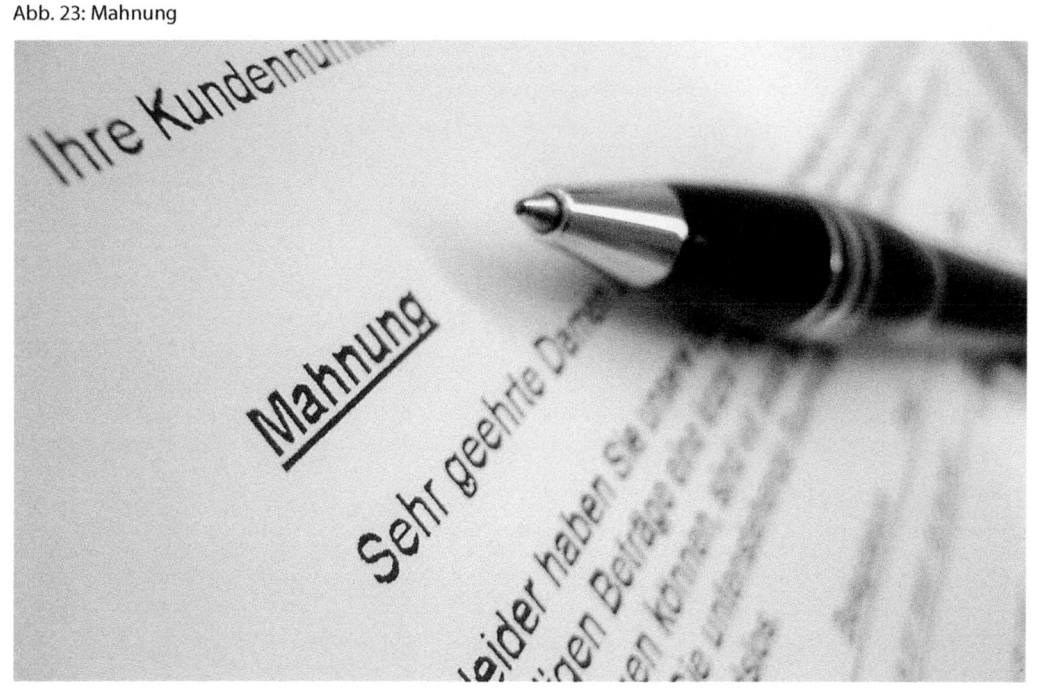

5.4.6 Zahlungsverzug

Die Zahlungsfrist einer Arztrechnung beträgt in der Regel 10–30 Tage, danach wird die erste Mahnung ausgelöst. In der ersten Erinnerung geht man von Vergesslichkeit, nicht zugestellter Post oder verloren gegangener Post aus. Deshalb verfasst man die erste Zahlungserinnerung freundlich und als Erinnerungsschreiben mit der Bitte, den fälligen Betrag möglichst bald zu überweisen. Die meisten Gläubiger verwenden für die Zahlungserinnerung eine vorgedruckte Version. Bei dieser Erinnerung kann eine Zahlung in Raten vorgeschlagen werden.

Das Vorgehen bei Mahnung ist in der Schweiz nicht gesetzlich geregelt. Wird auf der Rechnung beziehungsweise im Kaufvertrag ein Verfalltag (eine Zahlungsfrist) angegeben und vom Schuldner nicht eingehalten, bleibt das weitere Vorgehen dem Gläubiger überlassen. Das bedeutet, der Gläubiger kann selbst entscheiden, ob, wie oft und nach welcher Zeitspanne er den Schuldner an seine (Arzt)rechnung erinnern will. Es kann direkt eine Betreibung eingeleitet werden. Als Leistungserbringer (Arzt oder Arztpraxis) ist es jedoch empfehlenswert, drei Mahnungen in Abständen von 10 bis 30 Tagen zu versenden, um das Wohlwollen des Patienten nicht zu verlieren. Bei allen drei Mahnungen darf ein Verzugszins von 5 % des ausstehenden Betrags erhoben werden (OR Artikel 104 Absatz 1).

Mahn- oder Bearbeitungsgebühren hingegen dürfen nur dann erhoben werden, wenn ein Hinweis dazu auf der Rechnung beziehungsweise auf dem Kaufvertrag vorhanden ist. Es muss konkret aufgeführt sein, wie hoch die Gebühren (in Franken und Rappen) sind. Allgemeine Hinweise wie zum Beispiel «Es werden Mahn- und Aufwand-Spesen erhoben» haben rechtlich keine Bedeutung.

Für den korrekten Mahnprozess gibt es keine Richtlinien. Zahlungswillige Kunden, die im Moment in finanziellen Schwierigkeiten stecken, sollten anders behandelt werden als ein zahlungsfähiger, aber nachlässiger Schuldner. Am besten spricht man die Vorgehensweise im Team ab und hält die Abmachung schriftlich in einer Arbeitsanweisung fest.

Tipps zum Mahnverfahren:
- Bei Kindern ist der gesetzliche Vertreter zu mahnen.
- Einzahlungsscheine sollten im Brief erwähnt und der Mahnung beigelegt werden.
- Bereits bei der ersten Mahnung darf ein Verzugszins von 5 % oder (wenn in der Rechnung erwähnt) eine Bearbeitungsgebühr verrechnet werden.
- Die Forderung gegen den Schuldner verjährt nach 5 Jahren.
- Datum und Vermerk in KG (Krankengeschichte) des Patienten

Inhalt Zahlungserinnerung beziehungsweise 1. Mahnung:
- Infozeile (kurz und aussagekräftig, z. B. «Zahlungserinnerung» oder «Ausstehender Betrag»)
- Patientenname (Vor- und Nachname) plus Geburtsdatum
- Forderungsbetrag mit Hinweis auf Entstehung (z. B. «Behandlung von … bis …») und Verfalltag
- Bitte um Zahlung
- Eine Frist setzen in einer Zeitspanne von 10 bis 14 Tagen oder mit einem fixen Datum.
- Eventuell eine Zahlungserleichterung vorschlagen (Teilzahlung) oder bitte um Zahlungsvorschlag.
- Dank
- Verabschiedung
- Die Rechnungskopie und den Einzahlungsschein als Beilage erwähnen.

Inhalt 2. Mahnung:
- Infozeile (kurz und aussagekräftig, z. B. «2. Mahnung» oder «Offene Rechnung»)
- Patientenname (Vor- und Nachname) plus Geburtsdatum
- Forderungsbetrag mit Hinweis auf Entstehung (z. B. «Behandlung von … bis …») und Verfallzeit
- Schilderung des bisherigen Mahnverlaufs
- Zahlungsaufforderung mit Fristsetzung (genaues Datum nennen)
- Dank
- Verabschiedung
- Die Rechnungskopie und den Einzahlungsschein als Beilage erwähnen.

Inhalt 3. Mahnung:
- Infozeile (kurz und aussagekräftig, z. B. «3. Mahnung» oder «Letzte Mahnung vor Betreibung»)
- Patientenname (Vor- und Nachname) plus Geburtsdatum
- Forderungsbetrag mit Hinweis auf Entstehung (z. B. «Behandlung von … bis …») und Verfallzeit
- Schilderung des bisherigen Mahnverlaufs
- Zahlungsaufforderung mit Fristsetzung (genaues Datum nennen)
- evtl. Hinweis auf Betreibung oder auf Zuzug eines Inkassobüros
- Bedankung
- Verabschiedung
- Die Rechnungskopie und den Einzahlungsschein als Beilage erwähnen.

Grundsätzlich müssen Mahnungen nicht zwingend als Einschreiben (R) verschickt werden. In der Arztpraxis wird die 3. Mahnung jedoch immer per Einschreiben (R) verschickt.

Anfangssätze:
- «Haben Sie unsere Rechnung vom 20.06.20XX übersehen? Wir erinnern Sie …»
- «Wir bitten Sie, die fällige Rechnung vom 20.06.20XX über CHF… zu begleichen.»
- «Wir haben Sie mehrmals schriftlich auf den ausstehenden Betrag hingewiesen. Uns fehlt die aufgeführte Zahlung noch immer.»
- «Die Rechnung vom 20.06.20XX haben Sie bis heute nicht beglichen. In mehreren Briefen haben wir Sie an die fällige Zahlung erinnert.»

Schlusssätze:
- «Bitte begleichen Sie den fälligen Betrag in den nächsten Tagen.»
- «Wir erwarten Ihre Zahlung in den nächsten Tagen.»
- «Bitte überweisen Sie den fälligen Betrag bis zum …»
- «Ihre Zahlung erwarten wir bis spätestens zum …»

> Mahnspesen können über den rechtmässigen Verzugszins von 5 % pro Jahr bzw. pro Monat verrechnet werden.

Beispiel

seit einem Monat geschuldeter Betrag für die Arztrechnung: CHF 500.00

Verzugszins 5 % pro Jahr: CHF 25.00

Verzugszins 5 % pro Monat: CHF 2.10

Dem geschuldeten Betrag von CHF 500.00 darf ein Verzugszins von CHF 2.10 dazugerechnet werden.

Abb. 24: Beispiel für 1. Mahnung

Dr. med. Milena Miller, Fachärztin Pädiatrie FMH
Dr. med. Antoine Dubois, Facharzt Allgemeine Innere Medizin FMH

PRAXICA
Allgemeine Innere Medizin und Pädiatrie

Tel. +41 32 967 11 37
www.praxica.ch
info@praxica.ch
GLN 7601XXX271082
ZSR-Nr. X006521

Careumallee 73
2501 Biel/Bienne

Frau oder Herr
Vorname und Name
Strasse und Nr.
Postleitzahl und Ort

aktuelles Datum

Zahlungserinnerung

Sehr geehrte Frau oder sehr geehrter Herr

Die Zahlungsfrist der Rechnung mit dem Datum 20.06.20XX, für die Behandlung Ihrer Tochter Julia, 12.12.20XX, in der Zeit vom 15.02.20XX bis zum 15.06.20XX , ist verstrichen. Wir bitten Sie, uns den ausstehenden Betrag von CHF 258.80 bis zum 15.08.20XX zu überweisen. Hat sich Ihre Zahlung mit diesem Schreiben gekreuzt, ist dieses ohne Bedeutung.

Wir danken Ihnen für Ihr Verständnis.

Freundliche Grüsse

Dr. med. Milena Miller

Einzahlungsschein
Rechnungskopie

© 2019, Verlag Careum

Formular Nr. 195 Beispiel Mahnstufen Seite 1/3

Abb. 25: Beispiel für 2. Mahnung

Dr. med. Milena Miller, Fachärztin Pädiatrie FMH
Dr. med. Antoine Dubois, Facharzt Allgemeine Innere Medizin FMH

PRAXICA
Allgemeine Innere Medizin und Pädiatrie

Tel. +41 32 967 11 37
www.praxica.ch
info@praxica.ch
GLN 7601XXX271082
ZSR-Nr. X006521

Careumallee 73
2501 Biel/Bienne

Frau oder Herr
Vorname und Name
Strasse und Nr.
Postleitzahl und Ort

aktuelles Datum

2. Mahnung

Sehr geehrte Frau oder sehr geehrter Herr

Die Zahlungsfrist der Rechnung mit dem Datum 20.06.20XX, für die Behandlung Ihrer Tochter Julia, 12.12.20XX, in der Zeit vom 15.02.20XX bis zum 15.06.20XX , ist verstrichen. Sie haben am 22.07.20XX eine Erinnerung erhalten. Wir bitten Sie, uns den ausstehenden Betrag von CHF 263.80 (inkl. Bearbeitungsgebühr von CHF 5.00) bis zum 31.08.20XX zu überweisen. Hat sich Ihre Zahlung mit diesem Schreiben gekreuzt, hat dieses keine Bedeutung.

Freundliche Grüsse

Dr. med. Milena Miller

Einzahlungsschein
Rechnungskopie

© 2019, Verlag Careum

Formular Nr. 195 Beispiel Mahnstufen Seite 2/3

Abb. 26: Beispiel für 3. Mahnung

Dr. med. Milena Miller, Fachärztin Pädiatrie FMH
Dr. med. Antoine Dubois, Facharzt Allgemeine Innere Medizin FMH

PRAXICA
Allgemeine Innere Medizin und Pädiatrie

Tel. +41 32 967 11 37
www.praxica.ch
info@praxica.ch
GLN 7601XXX271082
ZSR-Nr. X006521

Careumallee 73
2501 Biel/Bienne

Einschreiben
Frau oder Herr
Vorname und Name
Strasse und Nr.
Postleitzahl und Ort

aktuelles Datum

3. Mahnung

Sehr geehrte Frau oder sehr geehrter Herr

Sie haben auf die beiden Mahnungen der Rechnung vom 20.06.20XX für die Behandlung Ihrer Tochter Julia vom 15.03.20XX bis 15.06.20XX nicht reagiert. Der Rechnungsbetrag von CHF 268.80 (inkl. Bearbeitungsgebühr von CHF 5.00 je Mahnung) ist noch unbezahlt. Wir geben Ihnen zur Begleichung dieses Betrags eine letzte Frist von 10 Tagen bis zum 12.09.20XX. Lassen Sie es nicht zu einer Betreibung kommen. Wir müssten Ihnen in diesem Fall eine zusätzliche Umtriebsentschädigung von CHF 50.00 belasten.

Freundliche Grüsse

Dr. med. Milena Miller

Einzahlungsschein
Rechnungskopie

© 2019, Verlag Careum   Formular Nr. 195 Beispiel Mahnstufen Seite 3/3

Selbsttest 3

Richtig oder falsch? Kreuzen Sie an. richtig falsch

A] Die 1. Mahnung wird auch als Zahlungserinnerung bezeichnet.

B] Die Frist zwischen den Mahnungen beträgt immer 10–14 Tage.

C] Insgesamt gibt es mehr als 3 Mahnstufen.

D] Bei nicht bezahlter Rechnung kann sofort die Betreibung eingeleitet werden.

E] Kinder werden freundlicher gemahnt als Erwachsene.

F] 5 % Verzugszinsen können ab der 1. Mahnung verrechnet werden.

G] Die Forderung gegen die Patientin oder den Versicherer verjährt nach 10 Jahren.

Aufgabe 62

Erstellen Sie eine Zahlungserinnerung.

Absender	PRAXICA, Dr. med. Antoine Dubois, Facharzt Allgemeine Innere Medizin FMH, Careumallee 73, 2501 Biel/Bienne, Tel. +41 32 967 11 37, E-Mail info@praxica.ch, GLN 7601XXX271082
Briefdatum	31.08.20XX
Empfänger	Castelanelli Max, Hirschenweg 8a, 2501 Biel
Datum der Rechnung	29.07.20XX
Behandlung	03.05. bis 21.07.20XX
Rechnungsbetrag	CHF 151.20

Aufgabe 63

Erstellen Sie eine 2. Mahnung und verrechnen Sie zusätzlich 5 % Verzugszins für 1 Monat.

Absender	PRAXICA, Dr. med. Antoine Dubois, Facharzt Allgemeine Innere Medizin FMH, Careumallee 73, 2501 Biel/Bienne, Tel. +41 32 967 11 37, E-Mail Info@praxica.ch, GLN 7601XXX271082
Briefdatum	31.08.20XX
Empfänger	Ramona Schnellmann, Tulpenstrasse 5, 9220 Bischofszell, Tel. 071 422 25 15, Natel 076 542 66 68
Datum der Rechnung	19.06.20XX
Behandlung	02.03. bis 16.06.20XX
Rechnungsbetrag	CHF 520.30
Zahlungserinnerung Mahnung	21.07.20XX

Aufgabe 64

Erstellen Sie eine 3. Mahnung und verrechnen Sie eine Bearbeitungsgebühr von CHF 20.00.

Absender	PRAXICA, Dr. med. Antoine Dubois, Facharzt Allgemeine Innere Medizin FMH, Careumallee 73, 2501 Biel/Bienne, Tel. +41 32 967 11 37, E-Mail info@praxica.ch, GLN 7601XXX271082
Briefdatum	31.08.20XX
Empfänger	Alder Manuela, Rosengarten 15, 2555 Brügg, Tel. 032 209 22 39, Natel 079 209 22 30
Datum der Rechnung	25.05.20XX
Behandlung	03.05. bis 21.05.20XX
Rechnungsbetrag	CHF 250.00
Zahlungserinnerung	26.06.20XX
Mahnung	27.07.20XX

5.5 Betreibung

Die Betreibung kommt bei jeglicher Art von Forderungen zur Anwendung. Die Betreibung kann direkt, ohne Mahnung, durchgeführt werden. Es empfiehlt sich jedoch, in der Arztpraxis erst nach der 3. Mahnung zu betreiben. Das Betreibungsverfahren kann von einer Inkassostelle oder von der Arztpraxis durchgeführt werden.

5.5.1 Betreibung durch Inkassostelle

Bei der Betreibung über eine Inkassostelle tritt der Gläubiger seine Forderung schriftlich an die Inkassostelle ab. Das nennt man Zession.

Durch die Betreibung über die Inkassostelle werden das Arztgeheimnis und der Datenschutz verletzt. Daten des Patienten und seiner Behandlung werden preisgegeben. In der Arztpraxis kann einer Klage auf Datenschutzverletzung vonseiten des Patienten vorgebeugt werden, indem ein Vermerk auf dem Personalienblatt angebracht wird. Darin wird der Patient darauf hingewiesen, dass bei einem Betreibungsverfahren seine Personalien an eine Drittstelle weitergeleitet werden. Mit der Unterschrift willigt der Patient ein. Den gleichen Zweck erfüllt die 3. Mahnung mit dem Hinweis auf Betreibung über eine Inkassostelle, die per Einschreiben (R) an den Patienten (Schuldner) geschickt wird.

Nach erfolgter Zession hat die Inkassostelle das Recht, den Patienten zu betreiben. Inkassostellen mahnen Patienten in der Regel nochmals, bevor eine Betreibung eingeleitet wird. Demzufolge kann die Arztpraxis das Betreibungsprozedere bereits nach der 2. Mahnung an die Inkassostelle übergeben. Das Vorgehen wird als kaufmännisches Mahnverfahren bezeichnet. Wenn der Schuldner nach der 3. Mahnung bezahlt, wird die Honorarauszahlung direkt dem Kunden (Arztpraxis) ausbezahlt. Zahlt er nicht, wird ein gerichtliches Mahnverfahren (Betreibung) in die Wege geleitet.

Für das weitere Vorgehen benötigt die Inkassostelle folgende Angaben und Unterlagen:
- Name, Vorname, Adresse des Patienten (Schuldners)
- Patientenrechnung
- Datum der 1. und der 2. Mahnung

Abb. 27: Kaufmännisches Mahnverfahren

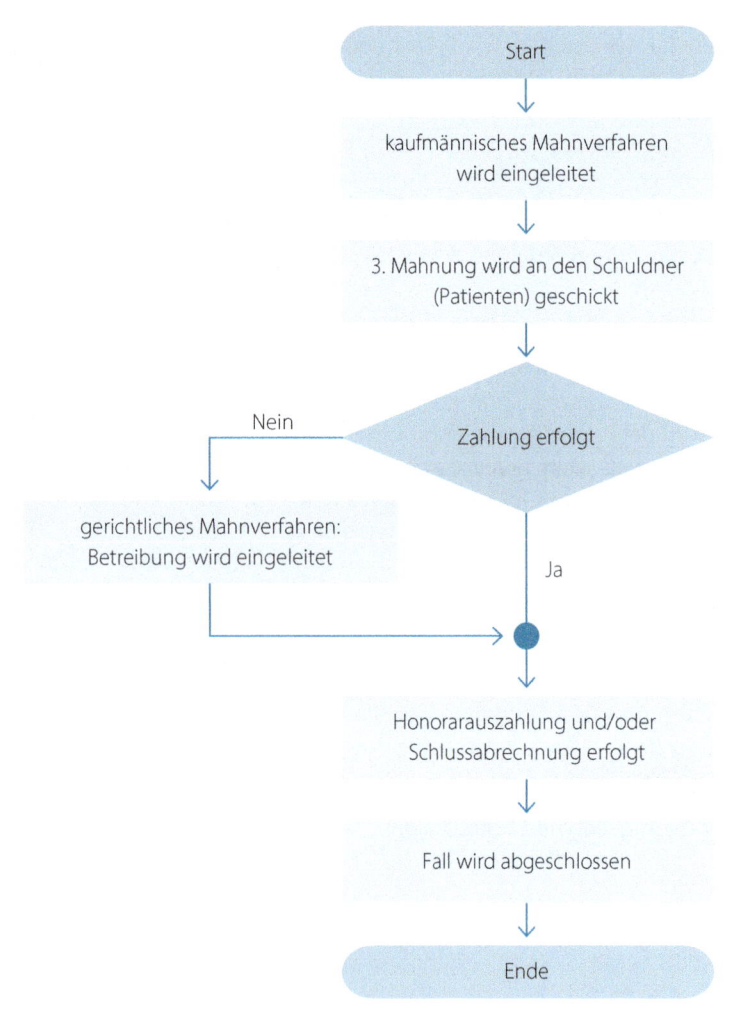

```
Start
  ↓
kaufmännisches Mahnverfahren
wird eingeleitet
  ↓
3. Mahnung wird an den Schuldner
(Patienten) geschickt
  ↓
Zahlung erfolgt
  ├─ Nein → gerichtliches Mahnverfahren: Betreibung wird eingeleitet
  └─ Ja
       ↓
Honorarauszahlung und/oder
Schlussabrechnung erfolgt
  ↓
Fall wird abgeschlossen
  ↓
Ende
```

5.5.2 Betreibung durch die Arztpraxis

Betreibungsablauf Kurzbeschrieb:

1. Das Formular für Betreibungsbegehren verlangen und die Betreibung einleiten:

- Das Formular auf dem Betreibungsamt am Wohnort der Patientin verlangen, ausfüllen, unterschreiben und zurücksenden.
- Das Formular digital via Internet ausfüllen, unterschreiben und an das Betreibungsamt am Wohnort der Patientin schicken.

Betreibungsbegehren ausfüllen:
- Name und Wohnort des Gläubigers und seiner allfälligen Bevollmächtigten
- Name und Wohnort der Schuldnerin und ggf. ihres gesetzlichen Vertreters
- Forderungssumme inkl. Verzugszinses. Die Forderungssumme berechnet sich anhand des geschuldeten Betrags, der Höhe des Zinsfusses (5 %) und der Anzahl Tage, seit dem der Zins gefordert wird.
- Arztrechnung und deren Datum und Grund der Forderung

2. Alles ausdrucken und an das Betreibungsamt der Gemeinde schicken, in der die Schuldnerin wohnhaft ist.

3. Der Zahlungsbefehl wird dem Schuldner zugestellt:

Das Betreibungsamt prüft, ob das Betreibungsbegehren formgültig ist. Ob beim Gläubiger der geltend gemachte Anspruch zu Recht besteht oder nicht, wird nicht kontrolliert. Der Zahlungsbefehl beruht allein auf den Behauptungen des Gläubigers. Der Schuldnerin werden 20 Tage Zeit gegeben, um zu zahlen.

4. Der Schuldner kann einen Rechtsvorschlag erheben:

Mit dem Rechtsvorschlag kommt die Betreibung zum Stillstand. Der Gläubiger muss den Grund der Schuld darlegen. Eine Entscheidung kann nur mit Hilfe des Gerichts gefällt werden. Wird kein Rechtsvorschlag vorgenommen und die Schuld nicht beglichen, gilt dies als Schuldanerkennung. Es folgt ein weiterer Schritt. Das Formular für Fortsetzungsbegehren wird auf der Wohngemeinde der Patientin, auf dem Betreibungsamt verlangt.

5. Das Fortsetzungsbegehren ausfüllen und versenden:

Frühestens 20 Tage und spätestens ein Jahr nach Zustellung des Zahlungsbefehls kann das Fortsetzungsbegehren in der Betreibung erfolgen.

Nach dem Ausfüllen und Retournieren des Fortsetzungsbegehren gibt es verschiedene Möglichkeiten:
- Betreibung auf Pfändung (OR Art. 89)
- Betreibung auf Konkurs (OR Art. 159)
- Betreibung auf Pfandverwertung (OR Art. 154)
- Betreibung auf Wechselbetreibung (OR Art. 177)

Bei Privatpersonen, die nicht im Handelsregister eingetragen sind, leitet das Betreibungsamt in den meisten Fällen eine Betreibung auf Pfändung ein. Erfahrungsgemäss reicht der Erlös aus gepfändeten Gegenständen aber nicht aus, um die Schuld vollständig zu tilgen. Weit wirkungsvoller ist, ein Teil des Lohns zu pfänden. Bei einer Lohnpfändung verpflichtet das Betreibungsamt den Arbeitgeber, monatliche Lohnabzüge vorzunehmen. Eine Lohnpfändung kann für maximal 1 Jahr verlangt werden. Wenn mehrere Betreibungen beziehungsweise Lohnpfändungen vorliegen, kann sich diese über Jahre hinziehen.

Stehen die Schulden in keinem Verhältnis zum Einkommen, hat die Schuldnerin das Recht, Privatkonkurs gegen sich selbst zu beantragen. Am Tag X werden die Einkommen und Vermögen (Aktiven) der Schuldnerin den Schulden gegenübergestellt und weitestmöglich beglichen.

6. Erhalt des Verlustscheins bei Betreibung auf Pfändung:

Nach Ablauf der Pfändung beziehungsweise eines Privatkonkurses erhält der Gläubiger das ihm zustehende Geld, einen Teil davon oder einen Verlustschein. Der Verlustschein ist eine amtliche Bescheinigung für eine Forderung, die nach dem Betreibungsverfahren unbezahlt geblieben ist.

Der Verlustschein ist unverzinslich und verjährt nach 20 Jahren. Sollte die Schuldnerin plötzlich zu Vermögen kommen, kann basierend auf dem Verlustschein erneut eine Betreibung eingeleitet werden.

Lösungen zu Aufgaben

Lösung zu Aufgabe 1, Seite 28
Lösung gemäss Angaben der Lehrperson

Lösung zu Aufgabe 2, Seite 33

Anamnese	Krankengeschichte des Patienten. Diese basiert auf aktuellen Beschwerden, chronischen Erkrankungen, bisherigen Erkrankungen, Operationen oder Unfällen.
Befund	Untersuchungsergebnisse
Diagnose	Benennung einer Krankheit
Therapie	Behandlung einer Krankheit
Prozedere	weiteres Vorgehen
Beurteilung	Beurteilung des Krankheitsbilds, nicht abschliessend

Lösung zu Aufgabe 3, Seite 33
individuelle Lösung gemäss Vorlage der Abb. 12, S. 34

Lösung zu Aufgabe 4, Seite 47
individuelle Lösung gemäss Vorlage der Aufgabe 4, Seite 47

Lösung zu Aufgabe 5, Seite 52
Lösung gemäss Vorgaben der Lehrperson

Lösung zu Aufgabe 6, Seite 76
Lösung gemäss Vorgaben der Lehrperson

Lösung zu Aufgabe 7, Seite 76
Lösung gemäss Vorgaben der Lehrperson

Lösung zu Aufgabe 8, Seite 77
Lösung gemäss Vorgaben der Lehrperson

Lösung zu Aufgabe 9, Seite 78
Lösung gemäss Vorgaben der Lehrperson

Lösung zu Aufgabe 10, Seite 78
Lösung gemäss Vorgaben der Lehrperson

Lösung zu Aufgabe 11, Seite 79
Lösung gemäss Vorgaben der Lehrperson

Lösung zu Aufgabe 12, Seite 79
Lösung gemäss Vorgaben der Lehrperson

Lösung zu Aufgabe 13, Seite 80
Lösung gemäss Vorgaben der Lehrperson

Lösung zu Aufgabe 14, Seite 81
Lösung gemäss Vorgaben der Lehrperson

Lösung zu Aufgabe 15, Seite 82
Lösung gemäss Vorgaben der Lehrperson

Lösung zu Aufgabe 16, Seite 82
Lösung gemäss Vorgaben der Lehrperson

Lösung zu Aufgabe 17, Seite 83
Lösung gemäss Vorgaben der Lehrperson

Lösung zu Aufgabe 18, Seite 84
Lösung gemäss Vorgaben der Lehrperson

Lösung zu Aufgabe 19, Seite 85
Lösung gemäss Vorgaben der Lehrperson

Lösung zu Aufgabe 20, Seite 85
Lösung gemäss Vorgaben der Lehrperson

Lösung zu Aufgabe 21, Seite 86
Lösung gemäss Vorgaben der Lehrperson

Lösung zu Aufgabe 22, Seite 85
individuelle Lösung gemäss Vorlage der Aufgabe 22, Seite 87

Lösung zu Aufgabe 23, Seite 89
Lösung gemäss Vorgaben der Lehrperson

Lösung zu Aufgabe 24, Seite 89
Lösung gemäss Vorgaben der Lehrperson

Lösung zu Aufgabe 25, Seite 89
Lösung gemäss Vorgaben der Lehrperson

Lösung zu Aufgabe 26, Seite 91
Lösung gemäss Vorgaben der Lehrperson

Lösung zu Aufgabe 27, Seite 92
individuelle Lösung

Lösungen zu Aufgaben

Lösung zu Aufgabe 28, Seite 94

Mit einer Vollmacht wird eine (evtl. mehrere) Vertrauensperson beauftragt, Entscheidungen zu treffen, wenn solche nicht mehr selbst gefällt werden können. In einer Patientenverfügung wird das Selbstbestimmungsrecht ausgeübt. In dieser wird schriftlich festgehalten, welche medizinischen Massnahmen durchzuführen oder zu unterlassen sind. Diese tritt in Kraft, wenn solche Entscheide nicht mehr selbst getroffen werden können.

Lösung zu Aufgabe 29, Seite 95
Lösung gemäss Vorgaben der Lehrperson

Lösung zu Aufgabe 30, Seite 97
Lösung gemäss Vorgaben der Lehrperson

Lösung zu Aufgabe 31, Seite 97
Lösung gemäss Vorgaben der Lehrperson

Lösung zu Aufgabe 32, Seite 103
Lösung gemäss Vorgaben der Lehrperson

Lösung zu Aufgabe 33, Seite 103
Lösung gemäss Vorgaben der Lehrperson

Lösung zu Aufgabe 34, Seite 104

Infusionen	Arzt	MPK	MPA 1	MPA 2	Lernende 1. LJ	Lernende 2. LJ	Lernende 3. LJ	Verantwortliche Abrechnung
Infusionen vorbereiten		x	x	x		x	x	
Infusionen durchführen	x	x					x	

Lösung zu Aufgabe 35, Seite 104
Lösung gemäss Vorgaben der Lehrperson

Lösung zu Aufgabe 36, Seite 106
individuelle Lösung gemäss Vorlage der Aufgabe 36, Seite 106

Lösung zu Aufgabe 37, Seite 107
individuelle Lösung gemäss Vorlage der Aufgabe 37, Seite 107

Lösung zu Aufgabe 38, Seite 109
individuelle Lösung gemäss Vorlage der Aufgabe 38, Seite 109

Lösung zu Aufgabe 39, Seite 112
Lösung gemäss Vorgaben der Lehrperson

Lösung zu Aufgabe 40, Seite 113
Lösung gemäss Vorgaben der Lehrperson

Lösung zu Aufgabe 41, Seite 115
Lösung gemäss Vorgaben der Lehrperson

Lösung zu Aufgabe 42, Seite 115
Lösung gemäss Vorgaben der Lehrperson

Lösung zu Aufgabe 43, Seite 115
individuelle Lösung gemäss Vorlage der Aufgabe 43, Seite 115

Lösung zu Aufgabe 44, Seite 116
individuelle Lösung gemäss Vorlage der Aufgabe 44, Seite 116

Lösung zu Aufgabe 45, Seite 118
individuelle Lösung gemäss Vorlage der Aufgabe 45, Seite 118

Lösung zu Aufgabe 46, Seite 119
individuelle Lösung gemäss Vorlage der Aufgabe 46, Seite 119

Lösung zu Aufgabe 47, Seite 121
individuelle Lösung gemäss Vorlage der Aufgabe 47, Seite 121

Lösung zu Aufgabe 48, Seite 124
individuelle Lösung

Lösung zu Aufgabe 49, Seite 125
individuelle Lösung

Lösung zu Aufgabe 50, Seite 126
individuelle Lösung

Lösung zu Aufgabe 51, Seite 128
individuelle Lösung gemäss Vorlage der Aufgabe 51, Seite 128

Lösung zu Aufgabe 52, Seite 128
individuelle Lösung gemäss Vorlage der Aufgabe 52, Seite 128

Lösung zu Aufgabe 53, Seite 129
- telefonisch
- per Mail
- Bestellformular (online)
- Post oder Fax

automatisch über Inventurprogramm der Praxissoftware

Lösung zu Aufgabe 54, Seite 129
individuelle Lösung gemäss Vorlage der Aufgabe 54, Seite 129

Lösung zu Aufgabe 55, Seite 130
individuelle Lösung gemäss Vorlage der Aufgabe 55, Seite 130

Lösung zu Aufgabe 56, Seite 131
individuelle Lösung gemäss Vorlage der Aufgabe 56, Seite 131

Lösung zu Aufgabe 57, Seite 131
individuelle Lösung gemäss Vorlage der Aufgabe 57, Seite 131

Lösung zu Aufgabe 58, Seite 132
individuelle Lösung gemäss Vorlage der Aufgabe 58, Seite 132

Lösung zu Aufgabe 59, Seite 133
individuelle Lösung gemäss Vorlage der Aufgabe 59, Seite 133

Lösung zu Aufgabe 60, Seite 134
individuelle Lösung gemäss Vorlage der Aufgabe 60, Seite 134

Lösung zu Aufgabe 61, Seite 134
individuelle Lösung gemäss Vorlage der Aufgabe 61, Seite 134

Lösung zu Aufgabe 62, Seite 141
Lösung gemäss Vorgaben der Lehrperson

Lösung zu Aufgabe 63, Seite 142
ausstehender Betrag: CHF 520.30
5 % Verzugszins: CHF 2.20
geschuldeter Betrag (Summe): CHF 522.50

Lösung zu Aufgabe 64, Seite 142
Lösung gemäss Vorgaben der Lehrperson

Lösungen zu Selbsttests

Lösung zu Selbsttest 1, Seite 44
A] **R**, B] **F**, C] **F**, D] **R**, E] **F**, F] **F**, G] **R**

Lösung zu Selbsttest 2, Seite 50
A] **F**, B] **R**, C] **F**, D] **F**, E] **R**, F] **F**, G] **R**, H] **R**

Lösung zu Selbsttest 3, Seite 141
A] **R**, B] **F**, C] **F**, D] **R**, E] **F**, F] **R**, G] **F**

Quellenverzeichnis

Bornand, J., & Jäggi, S. (2013). *Schriftliche Kommunikation* (1. Auflage). Zürich: Compendio Bildungsmedien.

McGarty, M., Sager, M., Thiriet, G., & Turtschi, R. *Regeln für das Computerschreiben – Das erfolgreiche Standardwerk, Bundle. Bundle: Buch inkl. Enhanced Book (PDF)* (21. Auflage, revidierte Ausgabe).

Ramer, A. (2016). *Neue Wege der Korrespondenz: Briefe, E-Mails, Bewerbungen.* Basel: Verlag SKV.

Weder, Y., & Bieri, M. (2017). *Medizinische Korrespondenz.* Diepoldsau: Bieri & Weder GmbH, Medizinischer Lehrmittelverlag.

- www.afhn.sg.ch
- www.ch.ch
- www.edoeb.admin.ch
- www.inkas.ch
- www.lexwiki.ch
- www.post.ch
- www.schulden.ch
- www.vollmacht-muster.de
- www.weka.ch
- www.zession.ch

Abbildungsverzeichnis

Alle nicht ausgewiesenen Abbildungen sind Eigentum des Careum Verlags.

Abb. 4	S. 11	© www.post.ch
Abb. 5	S. 11	Post CH AG
Abb. 7	S. 21	Anja Naef, naef-grafik.ch, Bonstetten
Abb. 8	S. 29	Anja Naef, naef-grafik.ch, Bonstetten
Abb. 9	S. 30	Anja Naef, naef-grafik.ch, Bonstetten
Abb. 10	S. 31	Anja Naef, naef-grafik.ch, Bonstetten
Abb. 11	S. 32	Anja Naef, naef-grafik.ch, Bonstetten
Abb. 12	S. 34	Anja Naef, naef-grafik.ch, Bonstetten
Abb. 15	S. 88	Anja Naef, naef-grafik.ch, Bonstetten
Abb. 16	S. 90	Anja Naef, naef-grafik.ch, Bonstetten
Abb. 19	S. 102	Anja Naef, naef-grafik.ch, Bonstetten
Abb. 20	S. 111	Anja Naef, naef-grafik.ch, Bonstetten
Abb. 21	S. 114	Anja Naef, naef-grafik.ch, Bonstetten
Abb. 22	S. 115	Anja Naef, naef-grafik.ch, Bonstetten
Abb. 23	S. 135	Adobe Stock/Starwalker
Abb. 24	S. 138	Anja Naef, naef-grafik.ch, Bonstetten
Abb. 25	S. 139	Anja Naef, naef-grafik.ch, Bonstetten
Abb. 26	S. 140	Anja Naef, naef-grafik.ch, Bonstetten

Übersicht Lehrmittel MPA

	HKB 1 Organisieren und Administrieren der medizinischen Praxis	**HKB 2** Assistieren in der medizinischen Sprechstunde und Durchführen von diagnostischen Massnahmen	**HKB 3** Durchführen von Laboruntersuchungen und Beurteilen der Laborparameter	**HKB 4** Durchführen von bildgebender Diagnostik und Beurteilen der Bildqualität	**HKB 5** Ausführen von therapeutischen Massnahmen
Lehrmittel zu den Handlungskompetenz-Bereichen	• Band 1 Organisation und Administration, Teil 1 (inkl. Kommunikation mit dem Patienten) • Band 19 Organisation und Administration, Teil 2 (inkl. Formulare) • Band 6 Fachterminologie • Band 7 Sozialversicherungen/TARMED • Band 8 Grundlagen Bürokommunikation • Band 9 Medizinische Korrespondenz • Band 10 Grundlagen Pharmakologie	• Band 2 Assistenz und diagnostische Massnahmen • Band 12 Medizinische Grundlagen Anatomie und Physiologie, Teil 1 • Band 13 Medizinische Grundlagen Anatomie und Physiologie, Teil 2 • Band 14 Medizinische Grundlagen Pathophysiologie, Teil 1 • Band 15 Medizinische Grundlagen Pathophysiologie, Teil 2 • Band 16 Hygiene, Sicherheit, Umweltschutz	• Band 3 Laboruntersuchungen, Teil 1 • Band 20 Laboruntersuchungen, Teil 2 • Band 17 Laborpraxis (ÜK) • Band 11 Naturwissenschaftliche Grundlagen: Mathematik • Band 22 Naturwissenschaftliche Grundlagen: Chemie • Band 23 Naturwissenschaftliche Grundlagen: Physik	• Band 4 Bildgebende Verfahren • Band 18 Einstelltechnik	• Band 5 Therapeutische Massnahmen • Band 21 Basic Life Support (BLS)
Handlungskompetenzen	1.1 Mit Patientinnen und Patienten adressatengerecht kommunizieren und das Vorgehen festlegen 1.2 Mit Patientinnen und Patienten mündlich in einer zweiten Landessprache oder in Englisch eine einfache medizinische Kommunikation führen 1.3 Abläufe in der Praxis gemäss Vorgaben und unter Beachtung des Qualitätsmanagements planen und festlegen 1.4 Patientendaten, Daten der Praxis und externer Stellen sowie Leistungen administrieren 1.5 Medikamente und Praxisapotheke gemäss Vorgaben bewirtschaften 1.6 Verbrauchsmaterialien und Hilfsmittel bewirtschaften	2.1 Patientinnen und Patienten und das Sprechzimmer für spezifische diagnostische oder therapeutische Massnahmen durch die Ärztin oder den Arzt vorbereiten 2.2 Patientinnen und Patienten über die notwendigen Vorbereitungen und den geplanten Ablauf der Sprechstunde instruieren 2.3 Der Ärztin oder dem Arzt in der Sprechstunde assistieren und diagnostische Massnahmen durchführen 2.4 Besprechungen und Behandlungen mit Patientinnen und Patienten sowie mit externen Stellen planen 2.5 Die Vorschriften, Empfehlungen und betrieblichen Standards der Hygiene, der Sicherheit und des Umweltschutzes einhalten	3.1 Gerätschaften für Laboruntersuchungen prüfen, bedienen, reinigen und warten 3.2 Patientenproben vorschriftsgemäss entnehmen, lagern oder weiterleiten 3.3 Patientenspezifische Laboranalysen unter Vorgaben des Qualitätsmanagements durchführen und die Laborparameter beurteilen 3.4 Analysedaten validieren, mit den Standardwerten vergleichen, sowie interpretieren und die Daten an die Ärztin oder den Arzt weiterleiten	4.1 Gerätschaften für bildgebende Diagnostik prüfen, bedienen, reinigen, pflegen und unterhalten 4.2 Bildgebende Untersuchungen analog und digital im Niedrigdosisbereich bei Thorax und Extremitäten durchführen und dabei die Vorgaben zum Strahlenschutz einhalten 4.3 Bildqualität beurteilen und die Bilder der Ärztin oder dem Arzt weiterleiten	5.1 Gerätschaften für Therapiemassnahmen prüfen, bedienen, reinigen und warten 5.2 Therapeutische Massnahmen gemäss Vorgaben patientengerecht durchführen 5.3 Patientinnen und Patienten und Angehörige bezüglich Medikamentengebrauch und spezifischen Therapiemassnahmen nach Vorgaben instruieren 5.4 Nachsorge und Prävention von Komplikationen gemäss Vorgaben planen und ausführen

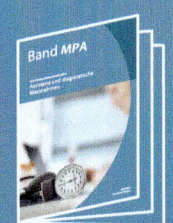

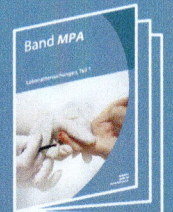

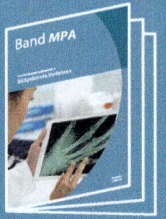

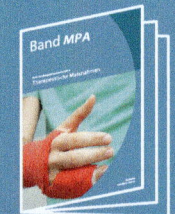